Dörte Helberg

DIE FIT FOR FUN
DIÄT

Macht satt, nicht dick!
Mit Genuss Pfunde dauerhaft verlieren

südwest

INHALT

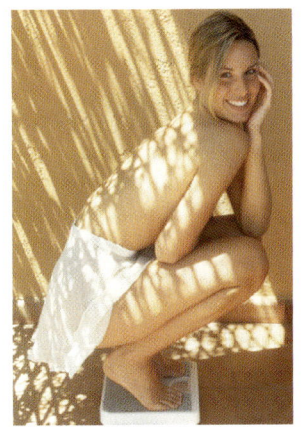

Vorwort   8

Testsieger in der Abspeckdisziplin   8

WARUM DIESE DIÄT GUT FÜR SIE IST   11

Superschlank – am Ideal vorbei   11

Das Diktat der Pfunde auf der Waage   12

Ihr Motivations-Check-up   14

Wie essen Sie eigentlich?   15

Übergewicht macht krank   24

Gnade mit den Molligen   25

Fettspeichern ist ganz natürlich   25

Dicksein – ein Schicksal?   28

Die Energiebilanz muss stimmen   29

Wie viel Energie Sie benötigen   31

Bewegung erspart Rechenkunststücke   33

Gesund essen – Lust statt Frust   35

Der Heißhunger nach getaner Arbeit   35

Fit-Food ist Fun-Food   37

Gut Ding will Weile haben   38

WIE SIE IHR GEWICHT RICHTIG BEWERTEN   41

Kein Terror durch die Waage   41

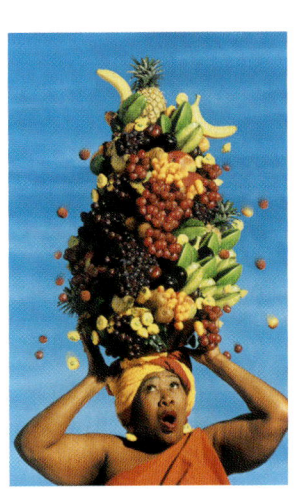

DIE FIT FOR FUN
DIÄT

Messen ist gut – fühlen ist besser ... 42

Sind Sie wirklich zu dick? ... 43

Welche Messmethoden gibt es? ... 45

Bodymass-Index für genaue Werte ... 47

Pfunde sind nicht das Maß aller Dinge ... 51

Wie die Körperfettmessung funktioniert ... 53

DAS KONZEPT DER FIT FOR FUN-DIÄT ... 57

Warum Abnehmen so schwer ist ... 57

Warum viele Diäten nicht funktionieren ... 58

Warum Fett fett macht ... 61

Diät ja – Hungern nein ... 65

Mehr essen – aber das Richtige ... 66

Welche Rolle spielt die Jahreszeit? ... 69

Ernährung und Sport – ein starkes Team ... 75

DIE SPIELREGELN DER FIT FOR FUN-DIÄT ... 79

Fettsparen – so wird's gemacht ... 79

Die große FIT FOR FUN-Fetttabelle ... 80

Die kleinen Tricks der leichten Küche ... 95

Essen nach der Jahreszeit ... 98

Verbieten Sie sich nichts ... 100

Wie Sie Naschgelüste überlisten ... 100

Fünfmal täglich Frisches essen 101

Der Aufbau des gesunden Speiseplans 102

Was die Diät zusätzlich unterstützt 107

Move your body 109

GESUND ZUBEREITEN – GEZIELT AUSWÄHLEN 111

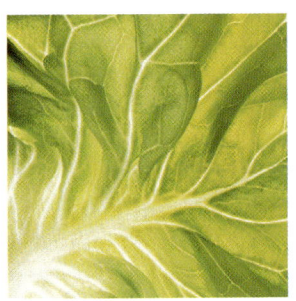

Kniffe für die leichte Küche 111

Garmethoden für Genießer 112

Salat – das neue Hauptgericht 117

Behutsamkeit schont Vitamine 118

Der Umgang mit den Rezepten 122

Das Baukastenprinzip 122

Ein flexibler Tagesablauf für flexible Menschen 123

Das persönliche Kalorienkonto 124

Wie Sie Mangelerscheinungen vorbeugen 124

Die Fettbilanz ist wichtiger als Kalorienzählen 126

Wenn die Familie nicht mitmachen will 127

FIT-REZEPTE ZUM SCHLANKSCHLEMMEN 129

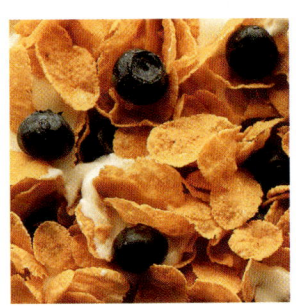

Frühstück – Power für den Tag 129

Frühsport nur in kleinen Portionen 130

Für einen guten Start 131

Das optimale Frühstück 131

Hauptgerichte für jeden Tag — 136

Vitamine in Bestform statt leerer Kalorien — 137

Köstliches mit Fisch und Fleisch — 138

Im Mittelpunkt – Gemüse — 144

Knackig-frische Salate — 147

Pikant belegte Brote — 152

Kleine Fitmacher für Zwischendurch — 156

FUN-REZEPTE FÜR MEHR LEBENSFREUDE — 159

Frühstück – das fängt gut an — 159

Für Frühaufsteher und Morgenmuffel — 160

Hauptgerichte ohne Reue — 165

Fisch und Fleisch von edel bis exotisch — 165

Gemüse in bunten Variationen — 171

Wenn die Küche kalt bleiben soll — 178

Snacks für Vergnügungssüchtige — 183

Über dieses Buch — 185

Sach-, Rezepte- und Zutatenregister — 188

Vorwort

Wer eine Diät macht, möchte meist nicht nur ein paar Kilogramm verlieren. Es geht auch um mehr Lebensfreude, Vitalität und Attraktivität. Dazu ist ein ganzheitliches Konzept zur Umstellung eingefleischter Angewohnheiten notwendig.

Noch eine Diät? Nein: Die FIT FOR FUN-Diät ist ein neues Lebensstilkonzept. Life Style Change nennen die Amerikaner die Formel fürs dauerhafte Schlanksein. Ein erfolgreiches Gewichtsmanagement funktioniert dann am ehesten, wenn es dem klassischen Diätverständnis von »diaita« (griechisch = gesunde Lebensweise) entspricht. Und damit ist vor allem die konsequente Umstellung von Ernährungs- und Bewegungsgewohnheiten im Alltag gemeint. Das FIT FOR FUN-Element dabei: genussvoll und angstfrei essen, kombiniert mit dem richtigen Maß und Spaß an Bewegung. Rigorosen Crashdiäten und verbissenen Sportexzessen wird damit eine klare und vehemente Absage erteilt.

Testsieger in der Abspeckdisziplin

Wegen der Konzentration auf das Wesentliche, nämlich Fettsparen beim Essen und Fettverbrennen durch mehr Bewegung sowie realistische Zielsetzung, wurde das FIT FOR FUN-Konzept dann auch mehrfach als Diätsieger gewürdigt. Beispielsweise im Focus-Diättest (Ausgabe 10/1997) steht das FIT FOR FUN-Konzept unter 25 bekannten Diäten an erster Stelle. Beurteilung: »Alle Lebensmittel sind erlaubt, kein Kalorienzählen; wichtig: Fettaufnahme wird auf 30 bis 50 Gramm pro Tag reduziert (…). Berücksichtigt Erkenntnisse der modernen Ernährungswissenschaft, Dauerkost, sehr guter Langzeiterfolg durch Lerneffekt.«

Auch bei Stiftung Warentest führt die FIT FOR FUN-Diät die Testsieger im Sonderheft »Schlank & fit. 60 Diäten im Vergleich« (Herbst 1997) an. Kommentar: »Die FIT FOR FUN-Diät ist eine empfehlenswerte Mischkost, bei der die Nährstoffe stimmen und die deshalb auch für längere Schlankheitskuren geeignet ist, ebenso – leicht aufgestockt – als Dauerernährung. (…) Sie entspricht ernährungsphysiologisch dem neuesten Stand.«

So viel Lob ist natürlich zugleich Ansporn für diesen Praxiswegweiser durch die FIT FOR FUN-Diät.

FIT FOR FUN-Diät – ein Programm für alle

Vielleicht haben Sie nur ein paar Pfund zu viel auf den Rippen und wollen sie ohne großen Aufwand loswerden? Dann finden Sie hier die richtigen Anregungen. Vielleicht sind Sie eigentlich ganz schlank, möchten aber auf Ihre Ernährung achten, um Ihre Figur auch zu behalten? Dann werden Sie vor allem bei den Küchentipps und im Rezeptteil praktische Vorschläge finden.

Bei Ihnen gilt es, hartnäckige Polster zu schmelzen? Dann sollten auch Sie weiterlesen. Sie waren schon immer zu dick und wollen jetzt endlich den Durchbruch schaffen? Dann ist Ihnen das FIT FOR FUN-Programm auf den Leib geschrieben, denn es basiert auf einer langfristigen Ernährungsumstellung ohne Hungern und Kalorienzählen. Sie sollten allerdings fest entschlossen sein, etwas zu ändern, und müssen ein wenig Geduld mitbringen.

Nicht weniger, sondern anders essen, lautet die Devise. Und das Beste: Wer sich mehr bewegt, braucht sich beim Essen auch nicht allzu sehr einzuschränken. In diesem Sinn wünschen wir Ihnen viel Erfolg und Spaß mit den besten Rezepten für Figur und Fitness.

Dörte Helberg, FIT FOR FUN-Ernährungsressort
Prof. Dr. Michael Hamm, Ernährungswissenschaftler
und FIT FOR FUN-Ernährungsexperte

Die schnellen Erfolge von Crashdiäten sind nicht von Dauer: Die verlorenen Pfunde sitzen schon bald wieder auf den Rippen. Den ewigen Kreislauf von Ab- und Zunahme kann man nur mit Geduld und einem Langzeitprogramm durchbrechen.

Fühlen Sie sich in Ihrem Körper richtig wohl, und genießen Sie das Leben in vollen Zügen! Die FIT FOR FUN-Diät hilft Ihnen auf dem Weg dorthin.

WARUM DIESE DIÄT GUT FÜR SIE IST

Die Psyche muss mitmachen. Seien Sie ehrlich zu sich selbst. Vor einer Diät sollten Sie sich fragen: »Warum will ich eigentlich abnehmen? Für wen? Wozu?« Nur wer aus eigenem Antrieb etwas ändern will, wird Erfolg haben.

Bevor Sie anfangen, irgendwelche Anstrengungen in Sachen Dünnerwerden zu unternehmen – machen Sie erst einmal eine Positionsbestimmung: Wo stehe ich, und wo will ich hin? Versuchen Sie, Ihre Figur realistisch zu beurteilen – ohne Selbsthass und von außen auferlegte Maßstäbe.

Formulieren Sie Ihre Ziele, und setzen Sie Prioritäten. Machen Sie sich bewusst, wie wichtig es Ihnen ist, Ihre Figur zu ändern. Aber seien Sie nicht zu streng mit sich selbst. Schließlich heißt Ihr Ziel doch: »Ich will mich wohler fühlen.« Und das geht nur, wenn Sie sich selbst leiden können.

Eine positive Einstellung zu sich selbst und zum eigenen Körper ist die wichtigste Voraussetzung für eine Diät. Mit verbissener Selbstkasteiung werden Sie vielleicht schlanker, aber bestimmt nicht zufriedener.

Superschlank – am Ideal vorbei

Unser Selbstwertgefühl hängt wesentlich von dem Bild ab, das wir von uns haben. Stimmt aber unser eigenes Bodyimage? Vielleicht sehen Sie sich selbst mit anderen Augen, wenn Sie sich Folgendes vergegenwärtigen: Sowohl Frauen als auch Männer glauben, dass das andere Geschlecht mehr von ihrer Figur erwartet, als dies tatsächlich der Fall ist.

Wie sieht der Traumpartner aus?

Die Beliebtheit des extrem muskulösen Männerkörpers bei Frauen wird von den Männern überbewertet. Ein überbreites Männerkreuz kommt nur bei jeder zehnten Frau gut an. Sportlich sollte der Idealpartner jedoch schon sein. Bei den Männern hat als idealer Frauentypus die sportliche Erscheinung den Wespentaillentyp abgelöst. Androgyne Frauen – die Schultern dürfen ruhig etwas kräftiger sein – sind gefragt. Superdünne Twiggys sind out: Nur etwa vier Prozent der männlichen Bevölkerung finden magere Frauen besonders anziehend. Die schlanke (aber nicht magere), sportliche Figur ist heute eindeutig das Attraktivitätsideal in der Bevölkerung. Besonders erfreulich ist, dass gerade schlanke Menschen häufig auch sportlich aktiver sind, um ihre Figur zu halten, also nicht auf Kalorientabellen und ständige Diätkuren setzen.

Das Diktat der Pfunde auf der Waage

Den eigenen Typ zu bejahen und zu entwickeln, erfordert ein gesundes Selbstbewusstsein. Mit dem Nacheifern eines – meist unerreichbaren – Schönheitsideals verraten nicht nur junge Mädchen ihre innere Unsicherheit.

Wer nur die Kalorien auf dem Teller und die Pfunde auf der Waage zählt, tut zu wenig für Figur und Fitness und kann auf Dauer sogar diätkrank werden, denn nach und nach steht nur noch das eigene Gewicht im Vordergrund, und der Aspekt des persönlichen Wohlbefindens wird ins Abseits gedrängt.

Ideal – ist weniger mehr?

Das Idealgewicht ist gerade für Frauen häufig ein Phantom, dem sie nachjagen. Fast die Hälfte aller Frauen will weniger wiegen, als die Waage anzeigt. Stolze 46 Prozent halten sich für zu dick, während »nur« 27 Prozent tatsächlich übergewichtig sind. Immerhin ein Drittel der Männer will ebenfalls abspecken und findet sich viel zu dick. Besonders alarmierend: Die jungen Mädchen und Jungen fühlen sich in ihren Körpern immer weniger wohl.

Mit Essstörungen zur Traumfigur?

Nach einer Befragung der Deutschen Gesellschaft für Ernährung träumen erschreckende 90 Prozent der weiblichen Teenager und 72 Prozent der jungen Männer davon, den Zeiger auf der Waage zurückgehen zu sehen. Weiteres Anzeichen des wachsenden Schlankheitswahns: Bereits neunjährige Kinder beginnen mit Diäten. Bulimie und Magersucht werden auch bei Jungen und Männern immer mehr zum Thema.

Falsche Vorbilder

Nach einer Studie des US-Magazins »Psychology Today« erzeugen superschlanke und schöne Models in der Werbung ein falsches Ideal der Traumfigur, und 43 Prozent der Frauen sowie 28 Prozent der Männer fühlen sich durch sie verunsichert. Schon lang warnen sowohl Ernährungswissenschaftler als auch Ärzte vor dem Diätmissbrauch – also vor strengster Kalorienkontrolle zur Erzwingung eines Schlankheitsideals, das für die meisten Frauen letztlich doch unerreichbar bleibt. Wer allerdings geglaubt hat, die Zeiten der klapperdürren Bohnenstange Twiggy, dem Teenageridol der sechziger Jahre, wären endgültig vorbei, wird durch das neue Extremideal des Models Kate Moss eines Besseren belehrt.

So treibt die Diskrepanz zwischen Anspruch und körperlicher Realität viele in die Verzweiflung, und es bleibt nicht aus, dass der Schlankheitskult seine Opfer fordert. Die Folge sind immer neue Fälle von Essstörungen. Also Vorsicht: Setzen Sie sich realistische Ziele, und bedenken Sie, dass das wahre Attraktivitätsideal nicht mehr Schlankheit um jeden Preis heißt. Diätfanatismus und übertriebener Ehrgeiz können schließlich krank machen.

Nur kein kollektiver Diätzwang!

- Werden Sie nicht zum Mitläufer bei jeder neuen Modediät, und lassen Sie sich Ihre Diätziele nicht von anderen diktieren!
- Prüfen Sie vor allem, ob der Wunsch abzunehmen Ihr eigener ist, oder ob Sie es etwa jemand anderem zuliebe tun wollen. Ist es vielleicht Ihre Mutter, die schon in Ihrer Kindheit an Ihnen herummeckerte und Ihnen das Essen vermieste?
- Oder ist es Ihr Partner, der Sie schlanker haben möchte? Wenn das der Fall ist, fehlt Ihnen die echte Motivation. Sie müssen schon aus eigenem Antrieb und für Ihr eigenes Wohlbefinden und Selbstbewusstsein etwas ändern wollen – und bestimmt nicht nur, weil andere es von Ihnen erwarten.
- Natürlich tut auch Unterstützung aus Ihrer Umgebung gut, z. B. vom Partner oder von Freunden und Arbeitskollegen, doch es sollte sich keinesfalls eine Wettbewerbssituation entwickeln. Beginnen Sie nie eine Diät, bevor Sie sich über diese Zusammenhänge und die folgenden Fragen nicht wirklich im Klaren sind.

Hungern Sie nicht für andere! Wer nur seine Umgebung durch Abnahmeerfolge beeindrucken will, wird kaum das nötige Durchhaltevermögen aufbringen.

13

Ihr Motivations-Check-up

FIT FOR FUN soll Ihnen mehr Wohlbefinden einbringen – und das vom ersten Tag an. Wenn Ihre Diätversuche bisher eine Quälerei darstellten, haben Sie einfach das falsche Konzept gewählt!

Führen Sie sich einmal ganz in Ruhe vor Augen, was Sie zum gesünderen Essen (und Abnehmen) motivieren kann. Am besten, Sie listen alle Gründe auf einem Blatt Papier auf. Das könnten z. B. sein:

- Ich fühle mich attraktiver und wohler in meiner Haut.
- Ich kann mich besser bewegen.
- Ich habe mehr Puste und mehr Spaß am Sport.
- Ich kann mich frei am Strand und im Schwimmbad bewegen.
- Ich habe meine eingefahrenen Ernährungsgewohnheiten im Griff.
- Ich bin gesundheitlich besser drauf (z. B. bei bereits vorhandenen Gesundheitsstörungen und Beschwerden).
- Ich kann figurbetontere Kleidung tragen.

Stellen Sie sich ausführlich vor, zu wie viel mehr Lebensfreude Sie Ihr schlanker und fitter Körper befähigt.

Gute Noten fürs Ego

Da sich die Resultate einer Ernährungsumstellung nicht über Nacht abzeichnen, sollten Sie sich auch für kleine Schritte belohnen. Lassen Sie sich von anderen für Ihren Erfolg loben. Der größte Anreiz dafür, bei der Stange zu bleiben, ist das gesteigerte Wohlbefinden.

Sich ganz in Ruhe über die Gründe für eine Ernährungsumstellung klar zu werden, ist wichtige Voraussetzung für den Erfolg. Schreiben Sie sich einmal alle Vor- und Nachteile genau auf.

Was Essen Ihnen bedeutet

Dann sollten Sie noch einmal überlegen, was Essen für Sie bedeutet. Stellen Sie auch zu diesem Thema eine Liste zusammen. Die angenehmen Begleiterscheinungen könnten lauten:

- Essen ist Geselligkeit.
- Essen ist Belohnung.
- Essen ist Genuss.
- Essen ist Entspannung.
- Einkaufen, Kochen, ein tolles Essen zelebrieren macht einfach einen Riesenspaß.

Geben Sie jedem Argument auf beiden Listen einen persönlichen Wichtigkeitswert, wobei die »Ich will gesünder essen und abnehmen«-Liste idealerweise die »Ich möchte futtern«-Liste um einige Punkte übertreffen sollte.

Ganz wichtig: Es geht dabei vor allem darum, seine persönlichen Prioritäten zu setzen und die unterschiedlichen Zielsetzungen und Ansprüche vernünftig auszubalancieren. Sie sollen schließlich nicht die Freude am Essen verlieren, sondern sich auf eine bewusstere Ernährung umstellen.

Dabei schließt das eine bekanntlich das andere ja auch gar nicht aus, denn bewusster essen heißt keineswegs, auf Genuss zu verzichten. Sie sollten Ihre selbst formulierten Ziele aber immer im Kopf haben, um nicht in den gewohnten Ernährungstrott zurückzufallen. So festigen Sie Ihre Vorsätze, und Ihre Motivation wird stärker.

Eine klare Definition Ihrer Diätziele erleichtert den Einstieg. Um sie nicht aus den Augen zu verlieren, sollten Sie Ihre Liste an eine Pinnwand heften oder in Ihren Taschenkalender legen. Das stärkt das Durchhaltevermögen.

Wie essen Sie eigentlich?

Möchten Sie Ihrem Essverhalten spielerisch noch weiter auf die Schliche kommen? Dann ist der folgende Test das Richtige für Sie. Er hilft Ihnen herauszufinden, warum Sie eigentlich essen: vielleicht, um sich zu trösten oder weil Sie Stress haben? Um sich mit gesunder Ernährung fit zu halten, oder ganz schlicht, weil's Ihnen schmeckt? Dieser von einem Psychologen entwickelte Test zeigt Ihnen, welcher Esstyp Sie sind. Finden Sie heraus, weshalb Sie zunehmen oder – wenn Sie (noch) das richtige Gewicht haben – wo die Gefahren für Ihre Figur lauern.

Welcher Esstyp sind Sie?

Kreuzen Sie bei den folgenden Fragen jeweils diejenige Antwort an, die auf Sie am meisten zutrifft. Mehrfachlösungen sind dabei nicht vorgesehen. Und denken Sie immer daran – nur wirklich absolute Ehrlichkeit kann auch ein unverfälschtes Testergebnis bringen.

Die Auswertung und Auflösung finden Sie im Anschluss an den Fragenkatalog ab Seite 20ff.

1. Von nichts kommt nichts. Wenn ich Übergewicht habe, liegt das
- ❏ a) an den vielen süßen Verlockungen
- ❏ b) an den Erbanlagen
- ❏ c) an unausgewogener Ernährung
- ❏ d) an zu wenig Bewegung
- ❏ e) am Stress

2. So richtig hungrig werde ich eigentlich nur
- ❏ a) während einer Diät
- ❏ b) wenn im Restaurant das Essen nicht kommt
- ❏ c) nach dem Genuss von Alkohol
- ❏ d) nach einem harten Arbeitstag
- ❏ e) zur gewohnten Essenszeit

3. Dicksein hat seine Nachteile, denn Dicke
- ❏ a) kommen schneller ins Schwitzen
- ❏ b) haben weniger Spaß am Sex
- ❏ c) können keine schicke Kleidung tragen
- ❏ d) haben kein gutes Körpergefühl
- ❏ e) leben ungesund

4. Dicke haben es gut. Sie haben
- ❏ a) wenigstens die Ruhe weg
- ❏ b) immer etwas zuzusetzen
- ❏ c) eine solide Schutzschicht
- ❏ d) Gemüt und Humor
- ❏ e) einen Hang zum Genießen

Welcher Esstyp sind Sie?

5. Mal ehrlich, so ein großes Stück Sahnetorte ist
- ❑ a) total ungesund
- ❑ b) eine Belohnung
- ❑ c) eine Kalorienbombe
- ❑ d) eine süße Versuchung
- ❑ e) ein Grund, mal Pause zu machen

6. Wenn ich essen gehe, sollte es möglichst
- ❑ a) gesund und nahrhaft sein
- ❑ b) schnell serviert werden und ausreichend sättigen
- ❑ c) niveauvoll sein und in einem angenehmen Ambiente stattfinden
- ❑ d) richtig gut schmecken
- ❑ e) eine große Auswahl geben

7. Ich fühle mich attraktiv, wenn ich
- ❑ a) mich körperlich wohl fühle
- ❑ b) ganz gesund bin
- ❑ c) mein Idealgewicht halte
- ❑ d) keinen Stress habe
- ❑ e) das Leben in vollen Zügen genieße

8. Wenn mein Körper der Ort ist, in dem ich wohne, ist mein Übergewicht
- ❑ a) eine Gebietserweiterung ohne Nutzen
- ❑ b) die Grenzfestung, die mich schützt
- ❑ c) wie ein Zimmer, in dem zu viel steht
- ❑ d) eine Sammlung lukullischer Erinnerungen
- ❑ e) eine Tür mit zu vielen Riegeln

9. Wie viel ich bei einer Abendmahlzeit esse, hängt davon ab,
- ❑ a) wie viele Kalorien sie hat
- ❑ b) wie gut es mir schmeckt
- ❑ c) wie hungrig ich bin
- ❑ d) wie kaputt ich bin
- ❑ e) wie groß meine Esslust ist

Welcher Esstyp sind Sie?

10. Bei mir zu Hause gilt:
- ❏ a) Gegessen wird, was auf den Tisch kommt
- ❏ b) Hauptsache, es schmeckt
- ❏ c) Auf die Zutaten kommt es an
- ❏ d) Öfter mal was Neues
- ❏ e) Lieber zu viel als zu wenig

11. Eine Diät ist auch psychischer Stress. Den kann ich am besten bewältigen, wenn ich
- ❏ a) mich trösten lasse
- ❏ b) mich möglichst gut ablenke
- ❏ c) mir Mut zuspreche
- ❏ d) genügend Zeit habe, mich auf die Diät zu konzentrieren
- ❏ e) mir die gesunden Effekte vor Augen halte

12. Welches Gefühl überwiegt, wenn Sie an Ihren Körper denken?
- ❏ a) Zufriedenheit
- ❏ b) Ärger
- ❏ c) Versuchung
- ❏ d) Gesundheit
- ❏ e) Spaß

13. Woher sollte der letzte Anstoß für eine Diät kommen?
- ❏ a) Partner
- ❏ b) Waage
- ❏ c) Arzt
- ❏ d) Körper
- ❏ e) Kleidung

14. Im Urlaub brauche ich für mich und meinen Körper vor allem
- ❏ a) kulturelle Abwechslung und interessante Unternehmungen
- ❏ b) neue Eindrücke und Selbsterfahrung
- ❏ c) Ruhe und Entspannung
- ❏ d) feines Essen und gute Getränke
- ❏ e) gute Unterbringung und eine perfekte Organisation

Welcher Esstyp sind Sie?

15. Wenn ich mich richtig geärgert habe, könnte ich
- ❏ a) platzen vor Wut
- ❏ b) alles in mich hineinfressen
- ❏ c) einen guten Tropfen vertragen
- ❏ d) auf eine einsame Insel flüchten
- ❏ e) ein paar Kilometer joggen

16. Kann denn Essen Sünde sein? Nur wenn es
- ❏ a) nicht satt macht
- ❏ b) schlampig zubereitet ist
- ❏ c) nach gar nichts schmeckt
- ❏ d) zu teuer ist
- ❏ e) aus minderwertigen Zutaten besteht

17. Die schönste Art, für ein gutes Körpergefühl zu sorgen, ist
- ❏ a) ein gut geregelter Diätplan
- ❏ b) sportliche Bestätigung
- ❏ c) Sauna und Massage
- ❏ d) gesunde Biokost
- ❏ e) eine Schlafkur

18. Gutes Essen ist wie guter Sex.
- ❏ a) Häufig fehlt mir für beides die Zeit
- ❏ b) Beides kann man heute nur noch mit Vorsicht genießen
- ❏ c) Aber jedes zu seiner Zcit
- ❏ d) Es sollte am besten gar nicht mehr aufhören
- ❏ e) Man braucht Zeit, um es zu genießen

19. Über meine Ernährung denke ich nach,
- ❏ a) wenn mein Einkaufswagen mal wieder überquillt
- ❏ b) wenn ich hungrig bin
- ❏ c) weil es Freude macht
- ❏ d) um nichts falsch zu machen
- ❏ e) aber viel zu selten

Welcher Esstyp sind Sie?

20. Wenn ich an ein Stück Pflaumenkuchen denke,
- ❏ a) läuft mir das Wasser im Mund zusammen
- ❏ b) wünsche ich mir ein Sahnehäubchen obendrauf
- ❏ c) freue ich mich, aber nur, wenn er aus gesundem Vollkornteig ist
- ❏ d) wünsche ich mir einen gemütlichen Sonntagnachmittag dazu
- ❏ e) bekomme ich Appetit

21. Heißhunger bekomme ich
- ❏ a) einfach so, ohne besonderen Grund
- ❏ b) wenn die Ernährung nicht ausgewogen war
- ❏ c) wenn etwas besonders köstlich zubereitet ist
- ❏ d) eigentlich nie
- ❏ e) wenn ich Stress und Ärger hatte

22. Wenn ich zu viel wiege,
- ❏ a) ärgere ich mich
- ❏ b) schmeckt mir das Essen trotzdem
- ❏ c) esse ich ein paar Tage etwas gezielter
- ❏ d) plagt mich das schlechte Gewissen
- ❏ e) fühle ich mich unwohl

23. Wenn ich einen Privatkoch hätte, müsste der
- ❏ a) meinen gesamten Ernährungsplan überwachen
- ❏ b) sich um alles kümmern
- ❏ c) immer wieder neue Rezepte ausprobieren
- ❏ d) mit meinen Gesundheitsansichten übereinstimmen
- ❏ e) sich mit meinen Essvorlieben vertraut machen

Auswertung

Tragen Sie Ihre Antworten zu den 23 Testfragen in die nebenstehende Tabelle ein, und zählen Sie anschließend zusammen, wie viele Kreuze Sie unter den verschiedenen Esstypen I bis V gemacht haben.

Die Auflösung, welcher Esstyp Sie sind und was das für Ihre Ernährung bedeutet, finden Sie auf Seite 22ff.

Auswertung

Frage	Typ I	Typ II	Typ III	Typ IV	Typ V
1	e	b	a	d	c
2	d	c	a	b	e
3	a	c	b	e	d
4	c	b	e	d	a
5	e	b	d	c	a
6	b	e	c	d	a
7	d	c	e	a	b
8	c	d	b	a	e
9	d	e	b	c	a
10	a	e	d	b	c
11	d	b	a	c	e
12	b	c	e	a	d
13	a	b	e	d	c
14	c	e	d	a	b
15	b	d	c	a	e
16	d	a	c	b	e
17	e	a	c	b	d
18	a	d	e	c	b
19	e	a	c	b	d
20	d	b	a	e	c
21	e	a	c	d	b
22	a	d	b	e	c
23	b	a	c	e	d

Summe

Auflösung

Wenn Sie in einer Kategorie neun oder mehr Punkte haben, lesen Sie die dazugehörige Typbeschreibung. Bei sieben und acht Punkten treffen diese Erläuterungen etwas vermindert auf Sie zu. Sollten Sie in zwei oder drei Kategorien die Punktzahl sieben erreichen, lesen Sie bitte zusätzlich, was unter »offener Klasse« steht. Haben Sie gleichmäßig verteilt eine geringere Punktzahl, lesen Sie auch bei »Mischtyp« nach.

Neun oder mehr Punkte unter Typ I
Der Gestresste

Alles ist in Ordnung, solang Sie keinen Stress haben. Doch wenn Arbeit und Alltag Sie unter Druck setzen, gerät alles aus den Fugen. Sie schlucken Ärger und Frust hinunter, gönnen sich keine Pause und beginnen sich zu vernachlässigen. Am Abend müssen Sie sich dann mit doppelten Portionen, Süßigkeiten und Alkohol entspannen. So was ist gefährlich, denn übergroße Portionen setzen sich an Bauch und Hüften fest, auch wenn Sie tagsüber kaum etwas gegessen haben. Verteilen Sie die Mahlzeiten auf den ganzen Tag, und halten Sie Ihren Blutzuckerspiegel konstant. Das verhindert den Heißhunger am Abend und gibt Ihnen beständige Energie. Unser Tipp: Sagen Sie öfter mal Nein. Dann pendelt sich Ihr Normalgewicht von selbst ein, und Sie können auf Diäten verzichten.

Neun oder mehr Punkte unter Typ II
Der Maßlose

Sie möchten in einem Land der Sehnsüchte leben, wo es weder Einschränkungen noch Entsagungen gibt. Das ist zwar ein schöner Traum, in der Realität kann er aber zu unliebsamen Folgen führen – auch zu Übergewicht. Ihr Problem ist es, Ihrem Leben Struktur zu geben und die für Sie richtigen Maßstäbe zu finden. Was wollen Sie? Wie möchten Sie gern sein? Was mögen Sie an sich selbst? Wie fühlen Sie sich am wohlsten? Beantworten Sie sich die Fragen ruhig schriftlich. Orientieren Sie sich dabei nicht an vorgegebenen Idealen (etwa hinsichtlich der Figur), sondern an einer Grenze, die Sie sich selbst setzen. Die allerdings sollte dann verbindlich sein. Wenn Sie Ihr Leben offensiver in die Hand nehmen, brauchen Sie sich auch keinen Schutzpanzer mehr anzufuttern.

Neun oder mehr Punkte unter Typ III
Der Genießer

Die Lust am Leben müssen Sie nicht lernen, und dass die Liebe durch den Magen geht, ist für Sie nicht nur ein Sprichwort. Ihr Hang, sich mit Essen und Trinken zu verwöhnen, birgt allerdings die Gefahr, dass Sie zu wenig auf ausgewogene Ernährung und Kalorien achten. Etwas Sport könnte dafür sor-

Auflösung

gen, dass die Bilanz ins Gleichgewicht kommt. Dehnen Sie Ihre Genussfreude auch auf andere Lebensbereiche aus wie z. B. Reisen oder Hobbys. Und: Verwöhnen Sie nicht nur Ihren Körper, sondern auch Ihre Seele.

Neun oder mehr Punkte unter Typ IV
Der Normale
Essen ist nicht der Mittelpunkt Ihres Lebens. Sie erwarten zwar, dass es schmeckt und Ihr Hunger gestillt wird. Damit ist das Thema aber auch erledigt. Sie haben ein gutes Verhältnis zu Ihrem Körper; Empfindungen wie Hunger, Sattsein oder Appetit regeln Ihre Ernährung und halten Ihr Gewicht normalerweise auf dem Niveau, das Ihnen gut tut. Wenn es trotzdem mal außer Kontrolle gerät, sollten Sie überprüfen, was sich in Ihrem Alltag geändert hat: Treiben Sie weniger Sport? Gibt es besonderen Stress im Job oder im Privatleben? Haben Sie andere Ernährungsgewohnheiten angenommen? Spüren Sie Ihren Empfindungen nach, bis sich das gewohnte Körpergefühl wieder einstellt.

Neun oder mehr Punkte unter Typ V
Der Gesunde
Für Sie ist Ernährung eine ernste Angelegenheit. Bei all den Umweltgiften und Gesundheitsgefährdungen wollen Sie kein Risiko eingehen. Sie kaufen nur Wertvolles und garantiert Unbelastetes ein, auch wenn das seinen Preis hat. Ihr Körper dankt es Ihnen, denn er ist in verantwortungsvollen Händen. Sie dürften selten unter Übergewicht leiden, dazu sind Sie viel zu diszipliniert. Wenn Sie zu Verdauungsproblemen neigen, sollten Sie prüfen, ob Sie sich nicht zu einseitig ernähren. Möglicherweise kommt auch der Genuss ein bisschen zu kurz? Gönnen Sie sich ruhig mal ein überflüssiges Stück Schokolade. Sie können ja zum Ausgleich ein wenig Sport treiben.

Sieben oder mehr Punkte in zwei oder
drei Kategorien – offene Klasse
Wenn Ihre höchsten Werte in den Rubriken I, II und III liegen, heißt das: Vorsicht, Sie können in mehrere Fettnäpfchen treten. Spitzenwerte bei den Typen IV und V bedeuten: Prima, das ist die optimale Kombination! Wenn Sie die meisten bei Typ I, II oder III in Kombination mit IV oder V haben, ist die Gefahr geringer, dass Sie zu dick werden – Ihre Ernährungsschwächen haben ein gesundes Gegengewicht.

Weniger als sieben Punkte in allen
Kategorien – Mischtyp
Orientieren Sie sich an der Typbeschreibung, bei der Sie die meisten Punkte erzielt haben.

(Quelle: FIT FOR FUN 4/95)

Übergewicht macht krank

Starkes Übergewicht gilt als Wegbereiter für verschiedene Stoffwechselkrankheiten – allen voran die weit verbreiteten Herz-Kreislauf-Erkrankungen. Außerdem treten bei den Schwergewichtigen häufiger Komplikationen während Operationen und Schwangerschaft sowie Gelenkprobleme durch Überbelastung auf.

Nach neuesten Angaben der Weltgesundheitsorganisation (WHO) ist Fettleibigkeit das weltweit größte Gesundheitsproblem bei Erwachsenen. Wenn über viele Jahre nichts dagegen unternommen wird, steigt das Risiko für Herz-Kreislauf-Erkrankungen und Diabetes mellitus, die so genannte Zuckerkrankheit.

Der Wohlstand bringt uns um

Fitness ist keine Frage der Jugend. Es lohnt sich in jedem Lebensalter, in die eigene Gesundheit zu investieren.

Die dunkle Kehrseite von reichlicher Nahrungsauswahl und bequemem Lebensstil heißt metabolisches Syndrom. Diese neue Volkskrankheit – auch Wohlstandssyndrom genannt – betrifft nach Schätzungen von Ärzten rund zehn Millionen Bundesbürger. Hinter dem medizinischen Fachbegriff verbirgt sich das verhängnisvolle Zusammenwirken von Übergewicht, Diabetes mellitus, Bluthochdruck und überhöhtem Blutfettspiegel (Cholesterinspiegel).

Das »tödliche Quartett« vereint die Hauptursachen für Arteriosklerose. Und eine solche Verstopfung der Arterien kann wiederum zu Herzinfarkt oder Hirnschlag führen. Zu fettreiche Ernährung und Bewegungsmangel begünstigen diese Erkrankungen bzw. können sie sogar auslösen.

Alt werden und fit bleiben

Da die FIT FOR FUN-Diät genau zum gegenteiligen Verhalten motiviert, entspricht sie in optimaler Weise den Empfehlungen der modernen Medizin im Hinblick auf die Vorbeugung von Herz-Kreislauf-Erkrankungen.

Und noch etwas ist wichtig: Wir werden heute älter denn je. Dabei geht es aber nicht nur darum, möglichst lang zu leben, sondern vor allem darum, möglichst erfüllt zu leben. Wer fit ist und isst, hat nicht nur heute mehr von seinem Dasein. Er kann sich auch in späten Jahren besser bewegen, ist aktiver und erlebnisfähiger.

Gnade mit den Molligen

Wenn Sie Erfolg beim Abnehmen haben wollen, schließen Sie jetzt mit sich selbst ein Abkommen: Sie werden alles tun, um sich selbst zu unterstützen und zu helfen. Wenn Sie einmal schwach werden sollten, werden Sie sich keine Vorwürfe machen. Sie verachten sich nicht, weil Sie so gern essen und Ihre Figur nicht dem Ideal entspricht. Sie mögen sich auch mit Ihren kleinen Schwächen und unterstützen sich wohlwollend und freundlich bei Ihrem Versuch, Ernährung und Lebensweise umzustellen. Sie belohnen sich für jeden kleinen Erfolg und schielen nicht ständig auf die Schlankeren, Fitteren, Schöneren.

Bloß weil Sie ein paar Pfunde zu viel auf die Waage bringen, sind Sie kein schlechterer Mensch. Wahrscheinlich haben Sie außerdem das Pech, genetisch bedingt ein guter Futterverwerter zu sein. Biologisch gesehen ist nämlich die Neigung zur Leibesfülle durchaus sinnvoll. Unsere jagenden und sammelnden Vorfahren waren schließlich darauf angewiesen, sich dann die Bäuche vollzuschlagen, wenn es mal etwas gab und für schlechte Zeiten Reserven in Form von kleinen Pölsterchen anzulegen. Deswegen sind unsere Körper darauf programmiert, Energie, sprich Fett, zu speichern. Jahrtausendelang war es von entscheidendem Vorteil, energiereiche Lebensmittel zu essen, wenn diese vorhanden waren.

Ihr Körper braucht Zeit, um sich auf eine vollwertige Ernährung umzustellen. Mit Selbstvorwürfen und strikten Verboten Ihrer Lieblingsspeisen schwächen Sie nur Ihre Motivation, die Diät durchzuhalten.

Fettspeichern ist ganz natürlich

Der tägliche »Sündenfall« am reichlich gedeckten Tisch von heute wäre dann – so die Ansicht des Ernährungspsychologen Prof. Dr. Volker Pudel – nichts anderes als eine biologische Reminiszenz an jene Zeiten, da das Leben von jeder Kalorie abhing, derer man habhaft werden konnte. Gute Futterverwerter hatten in knappen Zeiten bessere Überlebenschancen. So gesehen läuft jeder Versuch abzunehmen eigentlich der menschlichen Natur zuwider. Der biologischen »Altlast« lässt sich jedenfalls nur schwer mit einer Diät im herkömmlichen Sinn begegnen.

Dass Speck notwendiger Kälteschutz ist, hat Legendencharakter – auch ein Eskimo muss nicht dick sein, um dem Eis trotzen zu können.

Frauen sind beim Abnehmen im Nachteil

Der Wunsch vieler Frauen, gezielt an Hüften und Oberschenkeln abzunehmen, geht leider gegen das Programm der Natur. Ein harmonisches Erscheinungsbild lässt sich nur durch die Kombination von richtiger Ernährung und sportlichem Training erreichen.

Der weibliche Körper ist noch stärker darauf programmiert, Nahrung und Energie zu speichern. Schließlich mussten unsere Urahninnen während der Schwangerschaft und Stillzeit etwas zuzusetzen haben. Das ist auch der Grund, warum Frauen mit Werten zwischen 20 und 25 Prozent grundsätzlich einen höheren Körperfettanteil haben als Männer (unter 20 Prozent). Die physiologische Zweckbestimmung dieser Fettspeicher hat zum Leidwesen vieler Frauen auch die Folge, dass sie zuerst an Hüften, Gesäß und Oberschenkeln zunehmen. Der typische Männerbauch ist dagegen in Wohlstandszeiten physiologisch praktisch funktionslos – im Klartext: völlig überflüssig.

Winterspeck als Überlebenspolster

Im Winter sorgte ein weiteres genetisches Programm dafür, dass unsere Vorfahren unbeschadet über die nahrungsarme Zeit kamen. Die Aufbewahrungs- und Lagermöglichkeiten waren beschränkt, die Natur bot praktisch keine pflanzliche Nahrung, Kälte und frühe Dunkelheit machten die Jagd auf Wildtiere schwierig.

Nur logisch, dass der menschliche Körper dann darauf programmiert war, die Nahrung perfekt auszuwerten, nicht zu viel Energie durch übertriebene Aktivität zu verschwenden und insgesamt alles etwas langsamer angehen zu lassen, um mit den vorhandenen Reserven überwintern zu können. Aus dieser Urentwicklung heraus resultiert wohl auch die Vorliebe für energiereiche Nahrung wie Nüsse, Trockenfrüchte und Süßes während der kalten Jahreszeit. Der Lichtmangel, der auf die Stimmung drückt, tut sein Übriges und lässt uns verstärkt nach kohlenhydrat- und fettreicher Nahrung wie Keksen, Schokolade, herzhaften Eintöpfen und Gänsebraten greifen, um über verschiedene Stoffwechselprozesse die Lage zu verbessern.

Gelegentliche Schlemmereien mit Festtagsbraten und Pralinen müssen Sie nicht als Esssünden brandmarken. Schuld an dem Speck auf den Rippen ist das tägliche bisschen Zuviel.

Nicht nur die Weihnachtsgans ist schuld

Heute richtet sich dieses aufs Überleben ausgerichtete genetische Programm nur allzu leicht gegen uns: Ein überreiches Nahrungsangebot, winterlicher Bewegungsmangel und ein verlangsamter Stoffwechsel lassen über die kalte Jahreszeit schnell mal ein paar ungeliebte Polster entstehen, was eigentlich ja auch ganz natürlich ist. Kein Wunder, dass der Januar als typischer Diätmonat gilt. Weniger zutreffend ist dagegen die Schuldzuweisung an die üppigen Festtagsessen zwischen Weihnachten und Neujahr als Hauptverursacher der überflüssigen Pfunde. Entscheidend für das Gewicht ist die gewohnheitsmäßige »Routinekost«, also das, was wir das ganze Jahr über tagtäglich essen und trinken.

Ein schweres Erbe

Nicht nur übermäßiges Essen oder zu wenig Bewegung sind daran schuld, dass Menschen dick werden. Auch die Erbanlagen können eine wichtige Rolle spielen. So gibt es individuelle Unterschiede, was die durch Nahrungsaufnahme hervorgerufene Wärmebildung (Thermogenese) betrifft. Und Nahrungsenergie, die als Wärmeenergie verheizt wird, kann nicht ansetzen. Ein Teil der Übergewichtigen neigt jedoch dazu, Energie zu speichern und sie weniger in Wärme umzuwandeln. Während bei schlechten Futterverwertern täglich bis zu 400 Kilokalorien ungenutzt verpuffen, nutzen die guten Futterverwerter die Kilokalorien für die Bildung von Fettpolstern, sprich Energiereserven.

Dicksein – ein Schicksal?

Die Erforschung der genetischen Ursachen für Übergewicht, die immerhin auf 40 bis 70 Prozent geschätzt werden, laufen auf Hochtouren. Dickmachervirus und Fettsuchtgene beflügeln die Forscher in den Labors der Pharmaindustrie, um endlich das Medikament gegen das Wohlstandsleiden Nummer eins entwickeln zu können.

Die Gene spielen eine wichtige Rolle

Doch die Ergebnisse der Tierversuche lassen sich nicht so ohne weiteres auf den Menschen übertragen. Jüngst bekannt gewordene Nebenwirkungen von Schlankheitspillen haben einige Hersteller dazu veranlasst, ihre Präparate völlig vom Markt verschwinden zu lassen. Pillen und dubiose Mittelchen – da sind sich seriöse Wissenschaftler einig – sind garantiert nicht der richtige Weg zum gesunden Abspecken. Trotz der großen Fortschritte im Verständnis der molekularbiologischen Ursachen von Übergewicht sind Patentlösungen noch nicht in Sicht. Dafür sind letztlich auch die Ursachen zu vielfältig. Einen Vorteil hat den Betroffenen die bisherige Forschung aber schon gebracht: Übergewicht gilt in vielen Fällen als Schicksal und nicht länger mehr nur als Schuld oder persönliches Versagen.

Auch wenn schon die Eltern und Großeltern dick waren: Schieben Sie nicht alles auf die Gene – vielleicht haben Sie ja auch nur die köstlichen Rezepte und die dick machenden Ernährungsgewohnheiten übernommen.

Jeder kann abnehmen

Dennoch: Die ererbte Anlage darf weder als Ausrede noch als Anlass zur Resignation dienen. Niemand sollte sich also etwas vormachen. Erwiesen ist: Wer die richtigen Mittel einsetzt (fettarme Ernährung, mehr Bewegung), kann selbst bei ungünstigen genetischen Voraussetzungen ein akzeptables Gewicht erreichen und halten.

Aber genauso wie es große und kleine Menschen gibt, müssen wir auch die natürliche Bandbreite beim Körpergewicht akzeptieren. Die Medizin gibt uns Anhaltspunkte dafür, in welchen Bereichen das Gewicht gesundheitlich noch akzeptabel ist (siehe Seite 41ff.).

Letztendlich geht es um Ihr Wohlfühlgewicht, mit dem Sie gesund bleiben und sich im Spiegel leiden mögen, ohne sich zu knechten und zu quälen. Nicht jedes Pfund über dem Ideal muss mit Diätgewalt bekämpft werden. Wenn es also mit Ihren Abspeckwünschen nicht ganz so klappt, wie Sie sich das vorstellen, üben Sie sich in Geduld –

und vor allem: Seien Sie nicht zu streng mit sich selbst. Kämpfen Sie nicht verbissen und rigoros gegen ererbte genetische Programme an, sondern gehen Sie flexibel und behutsam vor.

In der Ära voller Kühlschränke und überquellender Supermarktregale müssen Sie sich einen gewichtsfreundlichen Speiseplan zusammenstellen. Wer sich nicht an Fettreichem, sondern an Kohlenhydraten satt isst, wird das Kalorienlimit schwerlich überschreiten und muss sich nicht mit frustrierenden Miniportionen auf dem Teller begnügen. Die FIT FOR FUN-Diät steht in diesem Sinn für reichliche Portionen, die mit viel Genuss und wenig Fett richtig satt machen.

Die Energiebilanz muss stimmen

Kalorien und Joule sind Maßeinheiten für Energie. Die offizielle Einheit sind zwar Joule, im Sprachgebrauch haben sie sich jedoch nicht durchgesetzt. Da ist nach wie vor die Rede von den Kalorien, die strenggenommen eigentlich Kilokalorien (kcal) sind. Mit diesen Einheiten kann man ausdrücken, wie viel Energie der Körper benötigt, aber auch, wie viel Energie in der Nahrung steckt.

Einzelne Nahrungsbestandteile enthalten unterschiedlich viel Energie: 1 Gramm Kohlenhydrate bzw. Eiweiß weisen jeweils 4 Kilokalorien (kcal) oder 17 Kilojoule (kJ) auf, Fett hat dagegen 9 Kilokalorien bzw. 38 Kilojoule pro Gramm. Im Vergleich dazu: 1 Gramm Alkohol hat 7 Kilokalorien bzw. 30 Kilojoule.

Der Schrecken jeden Gastgebers: Gäste, die ihre Diät wie ein gesundheitliches Leiden kommentieren und kalorienzählend im liebevoll zubereiteten Essen stochern. Mit FIT FOR FUN ersparen Sie sich und anderen solche Frustrationen.

Kalorien sind nicht gleich Übergewicht

Energiegeladen heißt nicht übergewichtig. Wir brauchen praktisch ständig Energie: um zu gehen und zu arbeiten, aber auch, um zu schlafen und zu atmen. Selbst bei völliger Körperruhe benötigt unser Organismus Lebensenergie. Schließlich stehen Atmung, Herzschlag und innere Organtätigkeit nicht still, und auch eine gleichmäßige Körpertemperatur muss gewährleistet werden. Diesen für die Erhaltung der Lebensfunktionen notwendigen Energiebedarf nennt man Grundumsatz. Für Menschen, die körperlich leicht arbeiten und sich

Bewegung tut gut – aber oft fällt es so schwer, sich aufzuraffen! Sport mit Freunden macht mehr Spaß und bindet an Termine, die man nicht ganz so leicht verschiebt oder absagt.

in ihrer Freizeit wenig bewegen, macht der Grundumsatz den größten Teil des täglichen Energieverbrauchs aus: etwa 60 bis 75 Prozent. Das sind bei Frauen etwa 1200 bis 1500 und bei Männern etwa 1400 bis 1800 Kilokalorien. Jüngere Menschen haben generell einen höheren Grundumsatz als ältere. Man kann ihn steigern, indem man mehr Muskelmasse aufbaut.

Sportler brauchen mehr Nachschub als Büromenschen

Bei einer Maschine gilt: Je mehr sie arbeitet, desto mehr Energie benötigt und verbraucht sie. Bei uns Menschen ist das nicht anders. Alles, was der Körper über den Grundumsatz hinaus beispielsweise für berufliche und sportliche Aktivitäten verbraucht, bezeichnet man als Leistungsumsatz, egal ob wir eine Stunde lang gemütlich spazieren gehen oder kraftvoll in die Pedale treten. Natürlich verheizen wir beim Radfahren mehr Kilokalorien als beim Flanieren.

Jetzt sollte es bei Ihnen klingeln: Wer sich mehr bewegt, darf auch mehr essen! Körperliche Aktivität vergrößert den Spielraum für Genuss. Bewegungsmuffel müssen sich dagegen mit Feinschmeckerhäppchen begnügen.

Andere Länder, andere Sitten. Sumoringer gelten in Japan als attraktive Kraftpakete – und werden dafür ein Leben lang gemästet.

Wie viel Energie Sie benötigen

Ihr ganz persönlicher Energiebedarf setzt sich aus den beiden Faktoren Grundumsatz und Leistungsumsatz zusammen. Eigentlich ganz einfach. Jedoch fällt der Grundumsatz bei jedem Menschen etwas anders aus, je nachdem, wie der Stoffwechsel funktioniert. Große Menschen benötigen beispielsweise in der Regel etwas mehr Energie als kleine. Und Männer etwas mehr als Frauen.

Zudem sinkt der Grundumsatz mit zunehmendem Lebensalter, und zwar in dem Maß, wie die körperliche Aktivität abnimmt. Denn dabei geht in der Regel Muskelmasse verloren. Und die Muskulatur – als aktive Körpermasse – bedingt im Vergleich zum trägen Fettgewebe einen höheren Grundumsatz. Durchtrainierte Menschen verbrennen also nicht nur allein durch ihren Sport mehr Kalorien, sondern haben aufgrund der vermehrten Muskelmasse auch eine generell höhere Stoffwechselaktivität, selbst wenn sie sich einmal weniger bewegen.

Auch Schlanke bekommen in der Lebensmitte oft plötzliche Gewichtsprobleme. Ihr Grundumsatz sinkt, während die Kalorienzufuhr unvermindert bleibt. Verstärkt wird dieser Effekt noch durch den größeren Hang zu Bequemlichkeit und weniger Bewegung.

Radikaldiäten lassen die Muskeln schrumpfen

Schlechte Karten haben dagegen all diejenigen, die durch falsch zusammengesetzte und radikale Diäten abnehmen. Denn ein schneller Gewichtsverlust geht zwangsläufig auch auf Kosten von Muskelsubstanz. Aktives, energiefressendes Muskelgewebe geht verloren, der Anteil an trägem und energiespeicherndem Fettgewebe steigt, relativ gesehen, dagegen an. Dadurch verschlechtern sich aus Stoffwechselsicht wiederum die Chancen für eine gute Verbrennung. Hauptziel beim Schlankwerden und Schlankbleiben muss es deshalb sein, Fettdepots abzubauen und die Muskelmasse zu erhalten bzw. ganz deutlich noch aufzubauen. Ohne gleichzeitiges leichtes Bewegungsprogramm bringt die fettkontrollierte Diät allein also noch keinen optimalen und dauerhaften Erfolg.

So ermitteln Sie Ihren persönlichen Kalorienbedarf

Mit der Formel auf der folgenden Seite können Sie annähernd den Kalorienbedarf errechnen, mit dem Sie Ihr momentanes Gewicht halten. Weniger Kalorieninput bedeutet dabei Abnehmen, und mehr heißt, dass Sie an Pfunden zulegen.

31

18–30 Jahre: 14,7 x Gewicht + 496 = Grundumsatz
31–60 Jahre: 8,7 x Gewicht + 829 = Grundumsatz

Nur Sport kann ebenso wenig schlank machen, wie eine Diät allein Ihnen noch nicht zur Superfigur verhilft. Erst die Kombination von beidem bringt wirklich den gewünschten Effekt.

Um den Gesamtbedarf zu ermitteln, multiplizieren Sie den Grundumsatz mit Ihrem Aktivitätsfaktor.

● *Kopfarbeiter:* Sie sitzen oder stehen meistens, fahren viel Auto, gehen wenig zu Fuß. Sie treiben kaum Sport. Empfohlene Kilokalorienzufuhr: Grundumsatz x 1,4.

● *Gemäßigt aktiv:* Sie laufen viel, fahren Rad und arbeiten im Garten. In der Freizeit spielen Sie Tennis, laufen Ski. Empfohlene Kilokalorienzufuhr: Grundumsatz x 1,7.

● *Sehr aktiv:* Sie arbeiten körperlich, treiben aktiv Sport oder gehen mehr als viermal pro Woche ins Fitnessstudio. Empfohlene Kilokalorienzufuhr: Grundumsatz x 2,0.

● Für Leistungssportler ist diese Überschlagsrechnung nicht genau genug. Für sie gelten zum Teil erheblich höhere Werte.

(Quelle: Empfehlungen für die tägliche Zufuhr, National Academy Press)

Ausgangssituation

2900 kcal
+800 kcal
2100 kcal

Bedarf   Aufnahme

Die Bilanz zeigt einen täglichen Überschuss von 800 Kilokalorien.

Bilanzausgleich

2500 kcal
–400 kcal
2500 kcal
+400 kcal

Bedarf   Aufnahme

Den Bedarf steigern (mehr Bewegung) und die Aufnahme senken (weniger essen) schafft den Ausgleich.

Energiebedarf erhöhen statt Kalorien sparen

Was wir essen, müssen wir auch verbrauchen. Wenn die Bilanz nicht stimmt, gibt es zwei Möglichkeiten zum Ausgleich: weniger essen und/oder mehr bewegen.

Das Beispiel in der Grafik links wurde für eine Frau mit Tätigkeit im Sitzen berechnet. Die Aufnahmesäule zeigt zuerst einen Überschuss von 800 Kilokalorien täglich. Macht sie so weiter, nimmt sie zu. Diesen Überschuss kann sie jedoch abbauen, indem sie beim Essen Kilokalorien spart und aktiver wird. Bewegt sie sich täglich für 45 Minuten (z. B. beim Schwimmen oder Joggen), muss sie beim Essen nur noch 400 Kilokalorien sparen (indem sie z. B. das Stück Sahnetorte zum Nachmittagskaffee weglässt). So kann sie die Bilanz ausgleichen – und hält ihr Gewicht.

Bewegung erspart Rechenkunststücke

Berechnen Sie Ihre Kalorienzufuhr nicht anhand von Tabellen. Tabellenwerte liefern nur Orientierungswerte. Die Rechenbeispiele verdeutlichen aber das Prinzip der Bilanz und geben ein Gefühl für die richtigen Größenordnungen. Ob die Bilanz tatsächlich stimmt, kann nur durch regelmäßige Gewichtskontrollen festgestellt werden. Um zu prüfen, ob Sie sich über Ihrem Energiebedarf ernähren, genügt ein wöchentlicher Blick auf die Waage.

Kurbeln Sie den Umsatz an

Ihre Energiebilanz ist dann ausgeglichen, wenn die Waage über einen längeren Zeitraum hinweg ein konstantes Gewicht zeigt. Bewegt sich der Zeiger jedoch immer weiter nach rechts, nehmen Sie mehr Energie mit der Nahrung auf, als Ihr Körper für Grund- und Leistungsumsatz benötigt. Da hilft nur: weniger (Fett) essen oder mehr bewegen – am besten beides in der richtigen Kombination. Achten Sie neben der Fettbilanzierung im wöchentlichen Speiseplan auch auf Ihre Aktivbilanz. Je mehr Sie tun, desto mehr Fett werden Sie zusätzlich los. Nicht nur Sport verbrennt Kalorien, auch Hausarbeit zehrt. Verbinden Sie das Angenehme mit dem Nützlichen, indem Sie beim Freizeitsport und im beruflichen Alltag den Energieumsatz ankurbeln.

Es müssen nicht gleich sportliche Höchstleistungen sein – bringen Sie Ihren Alltag in Bewegung! Nehmen Sie die Treppe statt den Aufzug, marschieren Sie zügig, statt zu schlendern, kaufen Sie mit dem Fahrrad statt mit dem Auto ein.

Die besten Haus- und Gartenworkouts

Angegeben ist der mittlere Kilokalorienverbrauch pro 30 Minuten für eine 65 Kilogramm schwere Frau.

Aktivität	Kilokalorien	Aktivität	Kilokalorien
Einkäufe schleppen	260	Rasen mähen	145
Schnee schaufeln	190	Garten sprengen	145
Möbel umstellen	190	Laub rechen	130
Böden schrubben	180	Auffahrt fegen	130
Intensiv staubwischen	145	Einkaufswagen schieben	115
Auto waschen	145	Kochen	80

Schnell mal 100 Kilokalorien verheizen

Wenn Haus- und Gartenarbeit nicht gerade Ihre Hobbys sind, gibt es natürlich noch andere Möglichkeiten, zusätzlich etwas Nahrungsenergie abzutrainieren. Je 100 Kilokalorien verbrauchen Sie mit:

- 10 Minuten Treppensteigen
- 10 Minuten Squash
- 10 bis 15 Minuten Tennis, Joggen, Schwimmen oder Rad fahren (langsame bis mittlere Intensität)
- 10 bis 15 Minuten Inline-Skating
- 15 Minuten Aerobic
- 20 Minuten Tanzen
- 20 Minuten Partnermassage
- 20 Minuten Schlagzeugspielen
- 25 Minuten Golf
- 30 Minuten Pfeile auf eine Dartscheibe werfen
- 30 bis 40 Minuten Musizieren (z. B. Flöte, Saxophon)
- 60 Minuten Skatspielen
- 65 Minuten Tippen auf Schreibmaschine oder Computertastatur

Die Angaben sind natürlich nur ungefähre Werte. Der genaue Energieverbrauch hängt von der jeweiligen Intensität bei der Ausübung und natürlich auch vom Gewicht des Betreffenden ab. Beim Treppensteigen und Sport müssen Schwergewichte mehr schleppen als Leichtgewichte. Und verbrauchen deshalb auch etwas mehr Energie.

Prüfen Sie auch mal die Raumtemperatur. Natürlich sollen Sie nicht schlottern in Ihren vier Wänden, aber überheizte Zimmer machen müde, träge und senken den Energieumsatz des Körpers.

Gesund essen – Lust statt Frust

Für die meisten Menschen mit Gewichtsproblemen hat Essen eine Bedeutung, die weit über die reine Befriedigung eines Grundbedürfnisses hinausreicht. Es geht nicht darum, einfach nur satt zu werden. Essen steht für Entspannung, Belohnung, es hilft, Aggressionen abzubauen oder der Seele zu schmeicheln. Viele futtern sich ein »dickes Fell« an, um mit dem Stress des Alltags besser fertig zu werden, andere wollen ihrer Persönlichkeit mehr »Gewicht« verleihen, um in Beruf und Familie ernst genommen zu werden.

Sind Sie berufstätig? Dann kennen Sie bestimmt folgende Situation: Den ganzen Tag über im Büro kommen Sie nicht richtig zum Essen. Statt mit den Kollegen und Kolleginnen gemütlich in die Mittagspause zu gehen, schieben Sie sich schnell das Sandwich aus dem Supermarkt zwischen die Zähne. Eine Tüte Gummibärchen liegt aufgerissen auf dem Schreibtisch …

Der Heißhunger nach getaner Arbeit

Wenn Sie abends nach Hause kommen, haben Sie das Gefühl, Sie hätten den ganzen Tag nichts Richtiges gegessen. Jetzt schreien Körper und Seele nach Nahrung. Schon wird gefuttert, was der Kühlschrank hergibt. Die Werbeblöcke – zur Hauptsendezeit mit Pizza-, Eis- und Süßigkeitenspots gespickt – tun ihr Übriges: Statt Ihren Körper zu befriedigen und ihm die gesunde, gehaltvolle Nahrung zu geben, die er benötigt, versuchen Sie, Ihre Seele zu füttern.

Hunger- und Sättigungssignale werden ignoriert. Statt Fitmachernährstoffen gibt es Fett, Zucker und Salz für die Psyche. Niemand hat Ihnen heute gesagt, wie toll Sie sind? Mit einem dicken Eisbecher können Sie sich selbst belohnen. Ihr Chef hat Sie auflaufen lassen? Mit Chips und Nüssen können Sie einen Teil der aufgestauten Wut abbauen. Die Kollegen waren widerspenstig? Die sanft im Mund schmelzende Schokolade leistet keinen Widerstand. Ihr Liebster/Ihre Liebste hat die Verabredung für den Abend abgesagt? Eine üppig belegte Pizza tröstet über die einsamen Stunden.

Berufstätige Singles zählen zu den Gesellschaftsgruppen, die sich schlecht ernähren, insbesondere die Männer unter ihnen. Merkwürdig dabei: Gerade diese Gruppe ist andererseits laut Statistik besonders auf modische Erscheinung und körperliche Fitness bedacht.

Und danach? Das Gefühl, dass etwas fehlt, bleibt, und oft führt dieser Zustand gleich zum nächsten Trip in Richtung Kühlschrank, um sich mit einigen Schlemmereien über die Frustration hinwegzutrösten.

Futtern kann nicht die Lösung sein

Verbieten Sie sich nicht die Tröstungen aus der Naschkiste, sondern versuchen Sie, sie mit kalorienfreien Belohnungen zu überbieten. Machen Sie sich dazu ruhig einmal eine Liste der Dinge, die Ihnen besonders gut tun und Freude machen.

Gegen diese Art von Ersatzbefriedigung wäre im Prinzip gar nichts einzuwenden, wenn sie sich auf Dauer nicht gegen uns selbst richten würde. Denn dann kommt zu den ungelösten Problemen des Alltags noch der Frust wegen der eigenen Undiszipliniertheit und ihrer Folgen für die Figur hinzu. Also wird alles nur noch schlimmer. Unkontrolliertes Essen kann nicht die Lösung sein.

Wenn Sie nur das essen würden, was Sie wirklich gern essen, hätten Sie vermutlich keine Gewichtsprobleme. Daran sind meistens die nebenbei verspeisten Dinge Schuld, die man sich so einverleibt, weil gerade nichts anderes zur Hand war. Sie befriedigen nicht wirklich, und aus Frust isst man automatisch weiter – auf stetiger Suche nach wahrem Genuss.

Suchen Sie sich neue Interessen

Halten Sie Ausschau nach Alternativen, mit denen Sie Störungen und Spannungen überwinden können. Sport – vor allem in der Gruppe – oder ein befriedigendes Hobby sorgen für Bestätigung. Musik, ein Spaziergang oder Yoga und ähnliche Techniken sorgen statt Süßigkeiten für Entspannung. Häufige Treffen mit Freunden, ein Sprachkurs, Kinobesuch oder Einkaufsbummel lenken Sie vom wohlgefüllten Kühlschrank ab. Sorgen Sie für Aktivitäten, verfolgen Sie vielfältige Interessen. Lassen Sie Essen und Nahrungsaufnahme nicht zu wichtig werden. Machen Sie sich bewusst, dass Sie sich auch mit anderen Mitteln Glücksmomente verschaffen können.

Essen wird zur Nebensache

In dem Maß, in dem Sie sich von Ihrer Fixiertheit lösen können, fühlen Sie sich stärker und unabhängiger. Verfallen Sie jetzt nicht in Panik: Sie müssen ja nicht vollständig auf die Lust und den Genuss, die mit dem Essen verbunden sind, verzichten. Nur von Sahnetorte, Pommes frites, Schokolade und anderen Kalorienbomben als Ersatzbefriedigung sollten Sie sich trennen.

Essen soll Spaß machen: Gesunde Ernährung ist nicht gleich Frustfutter. Und nicht jedes Stückchen Schokolade darf Ihr Gewissen plagen.

Fit-Food ist Fun-Food

Gesundes Essen macht nämlich auch Spaß: Wie herrlich kann es sein, eine große Schüssel frischen Salat mit herzhaftem Appetit aufzufuttern! Wie phantastisch schmecken eine reife Tomate oder ein knackiger Apfel, wenn man sie bewusst genießt! Belohnen Sie sich doch mal mit selbst gebackenem Brot statt mit Cremeschnitten oder mit frisch gepflücktem Obst statt mit Fastfood.

Nahrung sollte nämlich für Genuss und Freude sorgen und nicht für Reue, schlechtes Gewissen und Frustration über die eigene Schwäche, wie sie die heimlich verschlungene Sahnetorte auslöst! Lernen Sie wieder, sich an den einfachen Dingen zu freuen. Entdecken Sie die köstliche Abwechslung der Jahreszeiten. Und Sie werden schnell merken, dass Sie immer weniger Lust auf die konfektionierten Seelentröster wie Chips und Pralinen verspüren.

Wer Torten und Schweinebraten liebt, wird es nicht glauben: Sie kommen nach kurzer Zeit wieder auf den Naturgeschmack. Ein knackiger Apfel kann ebenso viel Vergnügen bereiten wie Pralinen.

Probier's mal mit Gemütlichkeit

Natürlich würden Sie gern über Nacht schlank werden. Das geht allen so. Deswegen werben viele Diätanbieter und Hersteller von Schlankheitsprodukten mehr oder weniger unlauter mit dem Versprechen vom schnellen Abnehmen. Das funktioniert aber nicht, und wenn jemand das Gegenteil behauptet, glauben Sie ihm nicht.

Denn selbst wenn Sie schnelle Erfolge verzeichnen können, sind die meist nicht von langer Dauer. Vergegenwärtigen Sie sich doch mal Folgendes: Sie haben sich Ihre Extraportion Körperfülle auch nicht innerhalb von einer Woche oder einem Monat angefuttert, oder? Sicherlich waren es eher Jahre oder zumindest mehrere Monate. Vielleicht sind es die Pfunde, die Sie nach einer Schwangerschaft nicht wieder losgeworden sind, oder der Sitzbauch, der auf das Konto der Schreibtischtätigkeit geht.

Langsames Abnehmen bekommt auch Ihrer Haut viel besser. Ein radikaler Gewichtsverlust kann Sie um Jahre älter erscheinen lassen, weil die Unterpolsterung der Haut schneller geschrumpft ist, als ihre Elastizität es erlaubt.

Gut Ding will Weile haben

Im Prinzip sollten Sie sich genauso lang Zeit nehmen, wieder zur alten Form zu finden, wie Sie gebraucht haben, um sie einzubüßen. Dasselbe gilt natürlich erst recht für Menschen, die ihr Leben lang mit ihrer Figur auf Kriegsfuß gestanden haben.

Auf Biegen und Brechen sind keine langfristigen und dauerhaften Erfolge zu verzeichnen. Auch aus gesundheitlicher Sicht empfehlen Ernährungsfachleute, nicht mehr als ein bis zwei Kilogramm pro Monat abzunehmen. Langzeitstudien haben ergeben, dass nur die konsequente Ernährungsumstellung dauerhaften Erfolg bringt. Und was sich über Jahre oder Jahrzehnte eingeschliffen hat, kann nicht innerhalb von wenigen Wochen umgedreht werden. Nicht der absolute – möglichst hohe und unglaublich schnelle – Gewichtsverlust zählt. Es ist viel wichtiger, dass die Erfolge mindestens sechs Monate lang gehalten werden können. Schließlich soll das neue Gewicht zum Dauerzustand werden und kein Jo-Jo-Effekt eintreten. Dieses Vorgehen erfordert zwar eine Menge Geduld, ist jedoch der einzige Weg zum langfristigen Erfolg. Wer glaubt, es ohne frühes Erfolgserlebnis nicht zu schaffen, kann auch mit einer Fastenwoche oder einer so genannten Formuladiät einsteigen. Vor dem Hungern sollte allerdings mit dem Hausarzt gesprochen und eindeutig geklärt werden, ob irgendwelche gesundheitlichen Risiken zu befürchten sind oder momentane körperliche Beeinträchtigungen vorliegen. Bitte auch ärztlichen Rat zur Durchführung einer Fastenkur einholen! Betreute Fastenkuren oder Fastenreisen sind ebenfalls eine gute Möglichkeit für den Einstieg in veränderte Ernährungsmöglichkeiten, weil sie für einen Bruch mit dem Alltag sorgen.

Pülverchen für den Einstieg

Einen ähnlichen Effekt gewährleisten Formuladiäten, die mit Brei, Drinks oder Nahrungsergänzungspräparaten arbeiten. Sie ermöglichen es, von den normalen Essgewohnheiten erstmal wegzukommen und schnell ein paar Pfunde zu verlieren. Schwierig wird es allerdings in dem Augenblick, in dem wieder auf normale Nahrung umgeschwenkt werden muss.

Die liebe Gewohnheit

Das Rauchen nach vielen Jahren aufzugeben, ist verhältnismäßig einfach im Vergleich zu einer dauerhaft gesunden und kontrollierten Ernährungsumstellung. Sie können es nämlich einfach aus dem Leben streichen und bekommen so automatisch Distanz zur ehemals lieben Gewohnheit.

Beim Essen ist das allerdings anders: Wir müssen Nahrung zu uns nehmen, um zu leben. Und da Sie nicht ewig fasten oder sich von angerührten Pülverchen ernähren können, sollten Sie sich darauf einstellen, Ihren Ernährungsstil langfristig umzustellen. Davon, dass das auch mit Genuss und Lust am Essen geht, sollen Sie die Fit- und Fun-Rezepte ab Seite 129 überzeugen.

Ähnlich wie bei dem Vorsatz, das Rauchen aufzugeben, scheint auch für eine Diät der richtige Starttermin nie zu kommen. Mit der FIT FOR FUN-Diät ernähren Sie sich so ausgewogen und gesund, dass Sie nicht auf den Urlaub oder eine völlig stressfreie Zeit warten müssen, um den Einstieg zu wagen.

Mach mal Pause

Kein Mensch kann sich ständig kasteien. Gerade, wenn der Abspeckprozess langfristig angelegt ist, muss man zwischendurch auch mal sündigen dürfen. Schließlich sollen die Lebensfreude und der Spaß am Essen nicht auf der Strecke bleiben. Gönnen Sie sich deshalb immer mal wieder einen besonderen Genusstag. Dann kommt es durch die leicht erhöhte Kalorienzufuhr auch nicht zu einer unerwünschten Stoffwechselanpassung wie beim konstanten Hungern.

WIE SIE IHR GEWICHT RICHTIG BEWERTEN

»Ich bin froh, dass ich kein Dicker bin!« singt Marius Müller-Westernhagen, selbst ziemlich dürr. Unsere Idole sind die ranken jungen Menschen aus der Werbung. Schlanksein steht für Disziplin, Durchsetzungsvermögen und Erfolg. Der amerikanische Psychologe Albert Stunkard hat sogar hochgerechnet, dass mit jedem Pfund Übergewicht das Jahreseinkommen einer Führungskraft um etwa 1000 Dollar sinkt. So wird die Waage, eigentlich ein simples Messgerät, im Diätzeitalter zum Folterinstrument für Figurfanatiker.

Kein Terror durch die Waage

Täglich wiegen? Lieber nicht! Denn wenn die Pfunde einmal nicht so schnell schwinden wie gewünscht oder das Gewicht sogar stagniert, ist der Frust vorprogrammiert. Nicht selten ist das Wiegeergebnis niederschmetternd. Am Tag vorher war es doch noch ein Kilogramm weniger! Wie kann das denn sein? Oft ist es nur Wasser, das im Körper abgelagert wird. Vielleicht haben Sie am Abend zuvor zu salzig gegessen? Salz bindet nämlich Wasser im Körper. Auch möglich: Frauen neigen vor und während der Menstruation zu vermehrter Wassereinlagerung. Das kann schnell ein, zwei Kilogramm ausmachen! Der beste Tipp: einfach ignorieren.

Schlechte Wiegeergebnisse können Schuldgefühle produzieren: Bin ich ein Vielfraß? Meine Diät taugt aber auch gar nichts! Klar sollten Sie sich regelmäßig wiegen. Aber nicht zu oft. Lassen Sie sich nicht von der Waage tyrannisieren! Zudem kommt es nicht nur auf das Gewicht an. Den Anteil der Muskelmasse im Verhältnis zum Fett zu steigern, ist viel entscheidender, als nur abzunehmen. Und Muskeln wiegen mehr als Fett, verbrauchen allerdings auch mehr Energie!

Wer schon als Kind zu dick war, hat es besonders schwer, dauerhaft Gewicht zu verlieren. Überzählige Fettzellen können zwar schrumpfen, aber sie bilden sich nicht zurück. Bei jedem Zuviel beim Essen werden sie prompt wieder aufgefüllt.

Messen ist gut – fühlen ist besser

Alle Berechnungen des Idealgewichts laufen ins Leere, wenn Sie sich nun mal mit fünf Kilogramm mehr einfach besser fühlen. Akzeptieren Sie Ihr persönliches Wohlfühlgewicht, und eifern Sie nicht blindlings Tabellen und Maßvorgaben nach.

Im Grunde genommen geht es ja gar nicht so sehr um die Pfunde, sondern vielmehr um die richtigen Körperproportionen. Um es noch einmal ganz deutlich zu sagen: Für eine gute Figur können Sie mit Training am meisten erreichen. Die gesunde Ernährung hält die richtigen Nährstoffe für Fitness und Wohlbefinden bereit und bewahrt Sie davor, unnötiges Fett einzulagern. Und was nützen einem die ganzen Richtwerte, Idealmaße und Erfüllungen der Normvorgaben, wenn man sich dabei in seinem Körper nicht wohl fühlt? Machen Sie also Ihr eigenes Wohlbefinden zukünftig zur Richtschnur für Ihr persönliches Ernährungs- und Bewegungsprogramm. Das ist übrigens auch die wichtigste Voraussetzung fürs Durchhalten.

Wie dick ist die Menschheit?

Der Anteil der Übergewichtigen hat in allen Teilen der Welt drastisch zugenommen. Weltweit den höchsten Durchschnittswert erreichen die Amerikaner (gemessen am Bodymass-Index, siehe auch Seite 47ff.). Erwartungsgemäß liegen die Industrienationen mit weitem Abstand vorn. Auch vier von zehn Deutschen sind zu füllig. Jeder sechste ist adipös (gesundheitsgefährdend fettleibig).

Ob dick, ob dünn – jede Zeit hat ihr Schönheitsideal. Sexappeal bekommen Sie nicht durch eine trendy Figur, sondern durch Ihre Ausstrahlung. Lassen Sie sich nicht von Modevorgaben beeinflussen – finden Sie Ihr Wohlfühlgewicht.

Übergewichtige belasten die Gesundheitsetats

Ein trauriges europäisches Ergebnis: Fünf bis zehn Millionen stark Übergewichtige leben jeweils in Großbritannien, Deutschland und Frankreich. Die medizinischen Folgen der Fettleibigkeit verschlingen zwischen drei und acht Prozent der Gesundheitsausgaben in diesen Ländern. Das entspricht etwa den Behandlungskosten für Krebspatienten und AIDS-Kranke. Zu diesem alarmierenden Ergebnis kommt Professor Per Bjorntorp von der Universität Göteborg in einer aktuellen Studie. Übergewicht ist also mitnichten nur ein persönliches Problem des Einzelnen. Es belastet im wahrsten Sinn des Wortes die gesamte Gesellschaft.

Sind Sie wirklich zu dick?

Die Diktatur des modisch-ästhetischen Idealgewichts hat es allerdings mit sich gebracht, dass oft diejenigen abnehmen wollen, die es gesundheitlich gar nicht nötig haben. Dabei kann ein spartanisch erkämpftes Idealgewicht sogar gesundheitlich nachteiliger sein als ein, zwei Kilogramm »über normal«. Auf dem Weg zum falschen Ideal können einseitige und rigorose Diäten bekanntlich eher schaden als nutzen. Andererseits wächst auch die Front der Diätgegner. Selbstbewusste Mollige versuchen, sich mit ihrem Slogan »Ich bin rund – na und?!« durchzusetzen. Der Verein Dicke e. V. versucht, den Üppigen Selbstbewusstsein und Selbstvertrauen wiederzugeben, und stellt das persönliche Wohlgefühl über den Diätenwahn.

Auf die Schnelle geht gar nichts

Dennoch – das Diktat der Konfektionsgrößen besteht weiter, und Schlankheitsdiäten sind unvermindert Gesprächs- und Lesestoff Nummer eins. Erst recht bei denjenigen, die schon einige Abspeckversuche hinter sich haben. Und gerade die müssten eigentlich klüger sein: Es ist hinlänglich bekannt, dass bei herkömmlichen Diäten das Ausgangsgewicht größtenteils bereits nach sechs Monaten wieder erreicht ist und manchmal sogar überschritten wird; dann ist der so genannte Jo-Jo-Effekt eingetreten. Langzeiterfolge sind leider eher die Ausnahme.

Auch beim Körpergewicht wechseln die Moden, wie man z. B. auf alten Familienfotos sehen kann. Was heute als schlank gilt, wirkte auf unsere Großeltern kränklich und unterernährt. Wirklich wichtig ist doch, dass man sich in seiner Haut wohl fühlt.

Maßgeschneiderte Methoden

Eine sinnvolle Problemlösungsstrategie muss persönlichkeitsorientiert sein. Weder magersüchtige Dürre noch krankhafte und krank machende Fettmassen sind gefragt. Wo aber liegt die Grenze zur persönlich zufrieden stellenden und medizinisch akzeptablen Bewertung? Wer sollte in den frustrierenden Diättrott lieber erst gar nicht einsteigen, weil Mitläufertum hier eher schadet als nützt? Für wen ist es aber aus gesundheitlichen Gründen ratsam, wirksam abzunehmen, und wie kann er dann das (wieder)erreichte vernünftige Gewicht dauerhaft stabilisieren?

Der gesunde Menschenverstand zählt

Das Essbedürfnis ist eng an den Selbsterhaltungstrieb geknüpft. Wer über den Wunsch nach Schlanksein ganz die Freude am Essen verliert, hat sicher tiefer gehende Lebensprobleme als nur Übergewicht.

Auf jeden Fall ist die Gewichtsfrage individuell zu bewerten und zu lösen. Es ist wohl wichtiger, harmonische Körperproportionen zu erreichen, die auch zum eigenen Typ passen, als irgendwelchen Wiegeergebnissen hinterher zu hungern. Eine Figurberatung, d. h. ein auf die persönlichen Gegebenheiten abgestimmter Ernährungsplan und ein Fitnesstraining, ist in vielen Fällen sicher hilfreicher als eine reine Diätberatung. Angestrebt werden soll ein persönlich und gesundheitlich zufrieden stellendes, also ein harmonisches Körpergewicht. Wichtig ist es, dabei immer den gesunden Menschenverstand einzusetzen. Gerade weil die kollektive Uniformierung der Abmagerungsziele mit der Tendenz zum Diätmissbrauch jeglichen vernünftigen Bestrebungen zuwiderläuft. Eine realistische Selbstbeurteilung gelingt vielen dann nur noch schwer.

Wenn Abnehmen zum Wahn wird

Der ständige Kampf gegen das Gewicht kann im Extremfall zu schweren Störungen des Essverhaltens führen, wie z. B. zur Magersucht. Die Betroffenen fühlen sich trotz extremem Untergewicht noch zu dick. Sie verteidigen ihr »Idealgewicht« mit Vehemenz, auch dann noch – oder gerade dann –, wenn ihre Umwelt mit Erschrecken und Besorgnis auf das abgemagerte Aussehen und die Essensverweigerung reagiert. Im Fall der Bulimie gipfelt die panische Angst vor Gewichtszunahme in selbst herbeigeführtem Erbrechen nach einem unkontrollierten Fressanfall. Allerdings müssen sich Essstörungen nicht immer auf so dramatische Weise manifestieren.

Den eigenen Maßstab nicht verlieren

Für psychisch labile Persönlichkeiten stellt der Wunsch, dem Schlankheitsideal zu entsprechen, jedoch eine latente Gefahr dar. Zu schmal ist der Grat zwischen einer bewusst kontrollierten Ernährung und der Entgleisung in eine Essstörung. Beim Thema »Diäten« offenbaren sich die Widersprüche unserer Überflussgesellschaft aufs Deutlichste: Wir leben in einem Schlaraffenland, das uns zum Konsum einer Vielzahl von Genussmitteln verführt. Dieselbe Gesellschaft zelebriert aber auch das Ideal vom schönen, schlanken Menschen. Am besten findet sich in diesem Spannungsfeld widersprüchlicher Leitbilder zurecht, wer seine eigenen Maßstäbe schafft. Also, lassen Sie sich nicht beirren: Schließlich sollen Sie selbst und niemand anderes sich in Ihrer Haut wohl fühlen!

Stoffwechselstörungen sind zwar nur selten die Ursache für Übergewicht – trotzdem sollten Sie sich bei sehr vielen überzähligen Kilogramm vom Arzt gründlich untersuchen lassen, bevor Sie Ihre Ernährung umstellen.

Welche Messmethoden gibt es?

Broca – die Formel für das Mittelmaß

Lange Zeit richtete man sich nach der Formel Körpergröße in Zentimeter minus 100, um sein Normalgewicht in Kilogramm zu ermitteln. Diese Methode, bei der das Gewicht zur Größe ins Verhältnis gesetzt wird, geht auf den französischen Chirurgen Pierre Paul Broca (1824–1880) zurück und galt bis weit in die achtziger Jahre als das Maß aller Dinge.

Für das Idealgewicht hatten Frauen nochmals 15 Prozent, Männer 10 Prozent abzuziehen. Mit diesem Körpergewicht sollten sie nach Erhebungen von Lebensversicherungen gesundheitlich die besten Voraussetzungen mitbringen. Doch wem es nicht in die Wiege gelegt ist, dieses so genannte Idealgewicht mühelos zu halten, bezahlt den Versuch, es zu erreichen, oft mit Misserfolgen und Frustration. Dies untergräbt auf Dauer die Selbstachtung.

Zudem fand man heraus, dass starke Gewichtsschwankungen über lange Zeit – also die Folge von vielen Diäten und anschließender Wiederzunahme – gesundheitlich wesentlich belastender sind als ein ständiges leichtes Übergewicht.

Entlastung für viele – das Wohlfühlgewicht

Ein schlanker, sportlicher Typ kann durchaus schwerer sein als ein gleichgroßer molliger. Das liegt nicht an den viel zitierten schweren Knochen, sondern daran, dass Muskelmasse mehr wiegt als Fettpolster.

Diätstress und Schlankheitswahn riefen Ärzte und Ernährungsberater bald auf den Plan, und so wird heute das so genannte Wohlfühlgewicht propagiert. Es liegt etwa im Bereich von plus/minus zehn Prozent um das Normalgewicht nach Broca herum und bezeichnet die Körperfülle, bei der sich ein Mensch individuell wohl fühlt, sich attraktiv findet und dabei fit und gesund ist.

Werte stimmen nur für Durchschnittsgrößen

Es gibt weitere Gründe, warum die Broca-Formel heute nicht mehr aktuell ist: Sie greift zwar im Durchschnittsbereich, erfasst jedoch die menschlichen Extreme nicht. Für die »Normalen« liefert sie brauchbare Ergebnisse, aber nicht für einige Ausnahmefälle. Besonders kleine Menschen (Erwachsene, die nicht größer als 1,50 Meter sind) sollen eher etwas weniger wiegen als nach der Broca-Formel. Große Menschen (über 1,90 Meter) sollten vom Normalgewicht nach Broca ebenfalls fünf bis zehn Prozent abziehen. Auch bei besonders muskulösen Leistungssportlern versagt die Allzweckformel früherer Zeiten. Mit ihren überdurchschnittlich ausgeprägten Muskeln können sie weit mehr Kilogramm auf die Waage bringen, als nach Broca empfehlenswert ist. Überflüssiges Fett wird man bei ihnen trotzdem vergeblich suchen.

Kinderkörper darf man nicht mit Gewichtstabellen beurteilen. Wichtig ist es, den Kleinen eine positive Einstellung zu sich selbst zu vermitteln und ihnen gesunde Ernährungsformen vorzuleben.

Bodymass-Index für genaue Werte

Den verschieden ausgeprägten Menschentypen wird da schon eher der in den USA entwickelte Bodymass-Index (BMI) gerecht. Er ist zwar nicht so leicht zu berechnen wie die Broca-Formel, liefert jedoch Ergebnisse, die auf alle Erwachsenen zutreffen.

So errechnen Sie Ihren Bodymass-Index

$$\frac{\text{Körpergewicht in Kilogramm}}{\text{Körpergröße in Meter x Körpergröße in Meter}}$$

Beispiel: Ein Mann ist 1,86 Meter groß und wiegt 78 Kilogramm. Sein BMI errechnet sich folgendermaßen:

$$\frac{78}{1,86 \times 1,86} = \frac{78}{3,46} = 22,5$$

Damit liegt sein BMI in der Mitte des Toleranzbereichs, der als gesundheitlich optimal gilt. Wer nicht rechnen will, kann sein Ergebnis auch einfach in der Tabelle (siehe Seite 48ff.) ablesen. Alles im grünen Bereich? Dann herzlichen Glückwunsch!

Es gibt ein wenig Spielraum

Hoch lebe das gesunde Mittelmaß: Bei einem Gewichtsbereich von zehn Prozent über oder unter dem Broca-Normalgewicht oder einem Bodymass-Index von 20 bis 25 können Sie es sich gut gehen lassen und sollten sich nicht kasteien. Auch das Alter spielt eine Rolle bei der Beurteilung des BMI. Jüngere Menschen sollten sich eher in der unteren Hälfte des optimalen BMI-Bereichs befinden (also bei 20 bis 22), während Senioren einen größeren Spielraum zugestanden bekommen (24 bis 28).

Die Langzeitbehandlung von Fettsucht (bei einem BMI von 30 und mehr) dauert in der Regel sechs bis zwölf Monate und erfordert die intensive Zusammenarbeit von Arzt, Psychologen, Ernährungsberater und Physio- bzw. Sporttherapeuten. Kurzfristige Diäterfolge helfen hier überhaupt nicht.

Kinder werden von der BMI-Tabelle nicht erfasst. Übergewichtige Kinder dürfen keine rigorose Diät machen, sondern sollten besser mit viel Liebe und Geduld auf eine ausgewogenere Ernährung umgestellt werden. Ganz wichtig ist dabei die familiäre Unterstützung.

Gewicht in kg	Bestimmen Sie Ihren BMI-Wert											
	Größe in Meter											
	1,56	1,60	1,64	1,68	1,72	1,76	1,80	1,84	1,88	1,92	1,96	2,00
110	45	43	41	39	37	36	34	33	31	30	29	28
109	45	43	41	39	37	35	34	32	31	30	28	27
108	44	42	40	38	37	35	33	32	31	29	28	27
107	44	42	40	38	36	35	33	32	30	29	28	27
106	43	41	39	38	36	34	33	31	30	29	28	27
105	43	41	39	37	35	34	32	31	30	28	27	26
104	43	41	39	37	35	34	32	31	29	28	27	26
103	42	40	38	36	35	33	32	30	29	28	27	26
102	42	40	38	36	34	33	31	30	29	28	27	26
101	42	39	38	36	34	33	31	30	29	27	26	25
100	41	39	37	35	34	32	31	30	28	27	26	25
99	41	39	37	35	33	32	31	29	28	27	26	25
98	40	38	36	35	33	32	30	29	28	27	26	25
97	40	38	36	34	33	31	30	29	27	26	25	24
96	39	37	36	34	32	31	30	28	27	26	25	24
95	39	37	35	34	32	31	29	28	27	26	25	24
94	39	37	35	33	32	30	29	28	27	25	24	24
93	38	36	35	33	31	30	29	27	26	25	24	23
92	38	36	34	33	31	30	28	27	26	25	24	23
91	37	36	34	32	31	29	28	27	26	25	24	23
90	37	35	33	32	30	29	28	27	25	24	23	23
89	37	35	33	32	30	29	27	26	25	24	23	22
88	36	34	33	31	30	28	27	26	25	24	23	22
87	36	34	32	31	30	28	27	26	25	24	23	22
86	35	34	32	30	29	28	27	25	24	23	22	22
85	35	33	32	30	29	27	26	25	24	23	22	21
84	35	33	31	30	28	27	26	25	24	23	22	21
83	34	32	31	29	28	27	26	25	24	23	22	21
82	34	32	30	29	28	26	25	24	23	22	21	21
81	33	32	30	29	27	26	25	24	23	22	21	20
80	33	31	30	28	27	26	25	24	23	22	21	20
79	32	31	29	28	27	26	24	23	22	21	21	20
78	32	30	29	28	26	25	24	23	22	21	20	20

Gewicht in kg	Bestimmen Sie Ihren BMI-Wert											
	Größe in Meter											
	1,56	1,60	1,64	1,68	1,72	1,76	1,80	1,84	1,88	1,92	1,96	2,00
77	32	30	29	27	26	25	24	23	22	21	20	19
76	31	30	28	27	26	25	23	22	22	21	20	19
75	31	29	28	27	25	24	23	22	21	20	20	19
74	30	29	28	26	25	24	23	22	21	20	19	19
73	30	29	27	26	25	24	23	22	21	20	19	18
72	30	28	27	26	24	23	22	21	20	20	19	18
71	29	28	26	25	24	23	22	21	20	19	18	18
70	29	27	26	25	24	23	22	21	20	19	18	18
69	28	27	26	24	23	22	21	20	20	19	18	17
68	28	27	25	24	23	22	21	20	19	18	18	17
67	28	26	25	24	23	22	21	20	19	18	17	17
66	27	26	25	23	22	21	20	19	19	18	17	17
65	27	25	24	23	22	21	20	19	18	18	17	16
64	26	25	24	23	22	21	20	19	18	17	17	16
63	26	25	23	22	21	20	19	19	18	17	16	16
62	25	24	23	22	21	20	19	18	18	17	16	16
61	25	24	23	22	21	20	19	18	17	17	16	15
60	25	23	22	21	20	19	19	18	17	16	16	15
59	24	23	22	21	20	19	18	17	17	16	15	15
58	24	23	22	21	20	19	18	17	16	16	15	15
57	23	22	21	20	19	18	18	17	16	15	15	14
56	23	22	21	20	19	18	17	17	16	15	15	14
55	23	21	20	19	19	18	17	16	16	15	14	14
54	22	21	20	19	18	17	17	16	15	15	14	14
53	22	21	20	19	18	17	16	16	15	14	14	13
52	21	20	19	18	18	17	16	15	15	14	14	13
51	21	20	19	18	17	16	16	15	14	14	13	13
50	21	20	19	18	17	16	15	15	14	14	13	13

Extremes Übergewicht: Dringend abnehmen!

Starkes Übergewicht: Abnehmen wäre ratsam!

Leichtes Übergewicht: Aufgepasst!

Normalgewicht: Freuen Sie sich! So soll es sein.

Untergewicht: Achtung! Bei weniger als 18: Zunehmen!

Auch eine Unterfunktion der Schilddrüse kann daran schuld sein, wenn Sie schleichend zunehmen und sich träge und abgespannt fühlen. Eine Blutuntersuchung beim Arzt kann zeigen, ob die Hormonwerte stimmen.

So lesen Sie die BMI-Werte

- **Unter 18** Achtung: Sie wiegen viel zu wenig! Sie sind stark untergewichtig. Es könnte eine Tendenz zur Magersucht vorliegen. Am besten, Sie konsultieren einen Arzt, mit dem Sie Ihr Körpergewicht und den aktuellen Gesundheitszustand genau besprechen können.

- **18 bis 20** Sie sind an der unteren Grenze. Wenn Sie sich wohl fühlen und gesundheitlich alles in Ordnung ist, ist Ihr Gewicht jedoch durchaus noch akzeptabel. Weniger sollte es allerdings nicht mehr werden.

- **20 bis 25** Ihr Gewicht liegt voll im grünen Bereich. Sie dürfen bleiben, wie Sie sind.

- **25 bis 30** Leichtes bis mittleres Übergewicht. Wenn keine gesundheitlichen Probleme bestehen, ist das Zuviel noch tolerabel. Liegen allerdings bei Ihnen gesundheitliche Störungen wie Diabetes mellitus, Gicht, Bluthochdruck oder erhöhte Cholesterinwerte vor, ist Abspecken empfehlenswert. Auch Probleme mit der Wirbelsäule und den Gelenken können durch Gewichtsabnahme vermindert werden. Empfehlenswert: fettreduzierte Diät und körperliche Aktivität, verbunden mit Gruppenverhaltenstherapie.

- **30 bis 40** Sie müssen schon aus gesundheitlichen Gründen abnehmen, ganz abgesehen davon, dass Sie sich in Ihrer Haut wahrscheinlich ohnehin nicht sehr wohl fühlen! Sie belasten Ihren Stoffwechsel, Ihren Kreislauf und Ihr Knochengerüst weit über Gebühr. Bei so hohen BMI-Werten empfehlen Mediziner eine konsequente Diät, eventuell mit Formulaprodukten (siehe Seite 39), und viel körperliche Bewegung, kombiniert mit einem Verhaltenstraining. Nach ärztlicher Absprache kommt auch medikamentöse Unterstützung infrage.

- **Über 40** Sollte Ihr BMI so hoch liegen, benötigen Sie eine individuelle, ärztlich betreute Therapie. Möglichkeiten sind: ambulante Behandlung, eventuell chirurgische Eingriffe, das Einsetzen eines Magenballons, Diätschulung und Anleitung zur intensiven Bewegung.

Kleine Zwischenziele setzen

Egal, wie viel Sie zu hoch liegen, setzen Sie sich auf jeden Fall erreichbare Zwischenziele, um das Durchhaltevermögen zu stabilisieren und nicht schon nach kurzer Zeit frustriert zu sein. So muss bei einem BMI von 30 nicht unbedingt auf die Schnelle ein Wert von 25 oder weniger erreicht werden. Peilen Sie als leichter realisierbares Zwischenziel zunächst einen Gewichtsverlust in der Größenordnung von zwei BMI-Einheiten an. Eine Abnahme in dieser Größenordnung entspricht bei einem stark Übergewichtigen etwa fünf bis sieben Kilogramm weniger auf der Waage. Und dieses Ergebnis sollte dann erst einmal über einen Zeitraum von mindestens sechs Monaten hinweg gehalten werden, bevor es mit der Gewichtsreduzierung weitergeht. Jedes Pfund Übergewicht, das Sie langsam abgenommen haben, ist ein Erfolg auf Dauer. Schnell runtergehungerte Pfunde sind auch schnell wieder drauf.

Pfunde sind nicht das Maß aller Dinge

Die bisher vorgestellten Methoden zur Feststellung des Ernährungszustands beziehen sich allein auf das Körpergewicht. Wie schon im Zusammenhang mit der Broca-Formel erwähnt, sind die ermittelten Werte bei extrem durchtrainierten Menschen unter Umständen nicht mehr uneingeschränkt zutreffend. Denn Muskeln sind wesentlich schwerer als Fettgewebe, können also das Gewicht eines Menschen steigen lassen, ohne dass er dadurch dicker würde. Die Waage würde also einen muskulösen Athleten als Moppel entlarven, das bloße Auge hingegen würde denselben Menschen als besonders sportlich und kräftig einstufen.

Messen Sie den Erfolg Ihrer Diät lieber an Ihrem Wohlbefinden und Aussehen, anstatt sich zu sehr auf den Zeiger der Waage zu konzentrieren.

Zu fett trotz Idealgewicht?

Dasselbe gilt im umgekehrten Fall: Eine Frau, die endlich nach vielen Diäten ihr ersehntes Idealgewicht erreicht hat, sieht sich auf der Waage am Ziel ihrer Träume angelangt.

Das Spiegelbild liefert ihr jedoch trotzdem ein äußerst unbefriedigendes Ergebnis: An den Armen hängt schlaffes Hautgewebe herunter, an den Beinen ist trotz der enormen Gewichtsabnahme Zellulite

Hadern Sie nicht mit jedem Gramm Fett am Körper. Gerade etwas ältere Frauen sollten nicht rigoros das Fettgewebe der Unterhaut weghungern. Ein eingefallenes Gesicht und frühzeitige Faltenbildung sind sicher keine kleinere Kleidergröße wert.

festzustellen. Auch der Bauch ist nicht so flach wie erhofft und von so genannten Schwangerschaftsstreifen gezeichnet.

Was ist geschehen? Womöglich ging die Gewichtsabnahme zulasten der Muskelmasse, und das Verhältnis zwischen aktivem (Muskeln) und passivem Körpergewebe (Fett) hat sich ungünstig verschoben. Die Frau wiegt jetzt zwar wesentlich weniger als vorher, ist jedoch nicht so schlank und fit wie angestrebt. Denn das strapazierte Hautgewebe wurde während der Schlankheitskuren nicht ausreichend unterstützt, und der Körper hatte keine Möglichkeit, Fettgewebe in Muskeln umzuwandeln.

Auf die Mischung kommt es an

Wer es also noch genauer wissen will, sollte seinen persönlichen Körperfettanteil ermitteln. Dieser Wert sagt nämlich über die tatsächliche Fitness und das Verhältnis von Muskel- und Fettgewebe viel mehr aus als die Gewichtsergebnisse in Gesamtkilogramm, die eine Waage liefern kann.

Wer hat wie viel Fett?

Der Körperfettanteil variiert je nach persönlicher Konstitution, Alter und Lebensstil. Die Angaben unten stellen Durchschnittswerte dar und sind in Prozenten vom Körpergewicht angegeben.

Typ/Personengruppe	Männer	Frauen
Mager	unter 8	unter 15
Schlank	8–15	15–22
Rundlich	16–19	23–27
Langstreckenläufer (Spitzenklasse)	4–9	8–15
Bodybuilder (Wettkampfniveau)	6–10	10–17
Schwimmer (Spitzenklasse)	5–11	14–24
Basketballer (Profiniveau)	7–11	18–27
Tennisspieler	14–17	19–22
Studenten/Studentinnen	15	25
Personen mittleren Alters	23	32

Aktives Gewebe verbrennt mehr Kalorien

Außerdem spielt die Körperzusammensetzung auch eine wichtige Rolle beim Abnehmen: Aktive Muskeln verbrennen Kalorien, passives Fettgewebe speichert Kalorien. Bauen Sie also lieber mehr stoffwechselaktive Muskulatur auf, anstatt Problemzonen weghungern zu wollen. Wie gesagt, den Erfolg kann man nur begrenzt mit der Waage messen, aber ein Blick in den Spiegel zeigt, dass sportliches Training in Kombination mit der richtigen Fitnessernährung im Gegensatz zum bloßen Diäthalten im wahrsten Sinn des Wortes eine dauerhaft gute Figur macht.

Straffe Muskeln kontra schlaffe Polster

An Körpergröße und -bau können Sie nicht viel verändern, wohl aber an Ihrer Körperzusammensetzung. Durch Sport steigt der Anteil an fettfreier Muskelmasse. Eine amerikanische Studie zeigt, dass Frauen und Männer mittleren Alters durchschnittlich einen sehr hohen Anteil an Körperfett aufweisen. Gesund ist bei Frauen ein Anteil bis zu etwa 22 Prozent. Bei Männern liegt er niedriger und sollte etwa 15 Prozent nicht überschreiten.

Achten Sie auf gut trainierte Bauchmuskeln. Das kommt nicht nur Ihrer Figur zugute. Eine straffe Bauchdecke gibt auch Ihrem Rücken Halt.

Wie die Körperfettmessung funktioniert

Doch woher weiß ich, wie hoch mein Körperfettanteil ist? Fünf Verfahren können eine mehr oder weniger genaue Antwort geben. Zunächst kann man über die Messung der so genannten Hautfaltendicke Rückschlüsse auf die Körperzusammensetzung ziehen, denn 50 bis 70 Prozent des Körperfetts werden im Unterhautfettgewebe gespeichert. Der einfache Kneiftest eignet sich für den Hausgebrauch, liefert allerdings nur grobe Werte: Heben Sie selbstkritisch zwischen Daumen und Zeigefinger die Hautfalte am Bauch oder Oberarm ab, und messen Sie die Dicke, z. B. mit einem Zentimetermaß oder Lineal. Diese Speckschicht sollte am Bauch zwei bis drei Zentimeter, am Arm einen Zentimeter nicht überschreiten. Wer bei Rettungsringen in die Vollen langt, braucht wohl keine weitere Entscheidungshilfe dafür, dass nun Mäßigung beim Essen und Abschied vom Müßiggang angesagt sind.

Ran an den Speck! Die Zangenmethode ist eine Möglichkeit unter vielen bei der Körperfettmessung.

Gut gekniffen ist halb gemessen

Hormonelle Schwankungen und der Verdauungsrhythmus führen zu ständigen leichten Gewichtsänderungen. Wer dieses Auf und Ab täglich auf der Waage kontrolliert, kann dadurch ganz schön entmutigt werden.

Etwas professioneller bestimmt man die Hautfaltendicke mit einem Caliper, einer Art Kneifzange. Die Haut und das Unterhautfettgewebe werden an der jeweiligen Messstelle, z.B. an Bauch, Oberarm oder Oberschenkel, von der darunter liegenden Muskulatur abgehoben, indem man mit festem Griff (wie beim Kneiftest) zwischen Daumen und Zeigefinger eine Hautfalte bildet, deren Dicke dann mit Hilfe der Calipermesszange bestimmt wird.

Bei dieser Methode besteht eine Reihe von Fehlerquellen. Eine Messreihe sollte auf jeden Fall von ein und derselben Person und mit demselben Caliper durchgeführt werden. Die Messgenauigkeit nimmt mit steigendem Übergewicht ab, da die Hautfalten dann immer schwerer mit dem Caliper zu greifen sind. Eine weitgehend professionelle Messung können Sie in manchen Fitnessstudios, Sportvereinen, vom Sportarzt oder einem erfahrenen Ernährungsberater vornehmen lassen.

Mit Hightech gegen Pölsterchen

Recht zuverlässig arbeitet die zunehmend verbreitete Bioelektrische Impedanzanalyse (BIA), die durch Messung des elektrischen Widerstands die Magermasse des Körpers erfasst. Für die Messung wird ein schwacher Wechselstrom mit hoher Frequenz durch den Körper geleitet. Aber keine Angst: Das tut nicht weh und führt auch nicht zu Verletzungen.

Dieses Verfahren erfordert allerdings die exakte Einhaltung festgelegter Untersuchungsbedingungen und kann daher auch nur von Experten (z. B. in der Arztpraxis oder im Fitnessstudio) durchgeführt werden. Messfehler können bei kurzfristigen Veränderungen bzw. Problemen im Wasserhaushalt vorkommen.

Eine weitere, recht einfach anwendbare Fettbestimmungsmethode ist die so genannte Infrarot-Reflektionsmessung (IR), die ursprünglich aus der Lebensmitteluntersuchung stammt. Ein mit einem Computer verbundener Lichtmessstab erfasst die Intensität der reflektierten Strahlung an einer genau fixierten Körperstelle (Bizeps). Starke Adipositas (Fettsucht) kann die Messgenauigkeit beeinträchtigen. Wegen der Einfachheit der Durchführung eignet sich diese Methode besonders für den Fitnessbereich (Studio, Verein).

Tägliche Messungen sollte man sich sparen

Zusammenfassend kann man sagen, dass alle Methoden leicht anzuwenden und wenig zeitaufwändig sind (in der Regel fünf bis zehn Minuten). Sie erfordern aber die genaue Einhaltung der beschriebenen Messbedingungen. Vergleiche von Ergebnissen, die mit unterschiedlichen Messmethoden ermittelt wurden, können Abweichungen ergeben. Neu ist auch das Angebot einer Personenwaage mit eingebauter Körperfettanalyse, die auch für den Hausgebrauch im Sanitäts- oder Waagenfachhandel erhältlich ist. Damit haben Sie die Messung Ihrer Polster selbst in der Hand.

Die Fettbestimmung ist vom Prinzip her eine gute Sache. Aber setzen Sie nicht auf den täglichen Wiegestress auch noch den Fettmessstress drauf! Es lohnt sich nicht, die Werte in allzu kurzen Zeitabständen zu ermitteln. Eine Körperfettanalyse während des Abnehmens in monatlichen Abständen genügt. Ihr Fett auf dem Essteller sollten Sie dagegen täglich im Auge behalten.

Sinn macht die Fettmessung vor allem dann, wenn Sie sich nach längerer Diätanstrengung ein Erfolgserlebnis gönnen wollen. Dann zeigt sich, ob Sie wirklich Fett losgeworden sind.

DAS KONZEPT DER FIT FOR FUN-DIÄT

Bei mehr als 300 Diäten auf dem Schlankheitsmarkt erschöpft sich die Phantasie der Erfinder mittlerweile meistens in der Namensgebung. Dennoch versucht man mit immer neuen Verkaufsideen, die Aufmerksamkeit der Abnehmwilligen auf sich zu ziehen, sei es mit dem appetitzügelnden Schnupperstick, der Blutgruppendiät oder der Seife zum Schlankwaschen.

Pfunde loswerden kann man mehr oder weniger mit jeder Diät – notfalls sogar mit Bonbons –, aber schlank bleiben, das klappt fast nie. Abspecken auf Zeit – mehr ist bei so genannten Mode- und Crashdiäten nicht drin. Erfolglose Diätversuche münden jedoch bekanntlich im so genannten Jo-Jo-Effekt: abnehmen, zunehmen, abnehmen und wieder zunehmen. Und das Ganze oft sogar noch mit Schuldzinsen: Fünf Jahre nach dem Abnehmversuch wiegen die Diätgeschädigten im Durchschnitt mehr als zuvor.

Auch uralte Diäten werden immer mal wieder unter neuem Namen aus dem Hut gezaubert. Misstrauen Sie jedem Diätprogramm, das rasche Wirkung verspricht und auf die einseitige Zufuhr einzelner Nahrungsmittel aufbaut!

Warum Abnehmen so schwer ist

Der Großteil der Diätprogramme ist einfach falsch konzipiert und geht schlicht an den Verhaltens- und Stoffwechselrealitäten vorbei. Damit werden überhöhte Erwartungen produziert. In diesem Zusammenhang spricht der Ernährungspsychologe Prof. Dr. Volker Pudel »vom Denkfehler im Schlaraffenland«. Fünf Kilogramm in sieben Tagen: Solche unrealistischen Behauptungen locken immer wieder gutgläubige Kunden in die Falle. Der Dauererfolg gehört dagegen so gut wie nie zum Diätversprechen.

Die beste Diät ist dagegen eine, die man ein Leben lang durchhalten kann. Damit ist gemeint, dass schon während des Abnehmens gelernt werden muss, solche Lebensmittel und Speisen zu bevorzugen, die schlank machen und die man auch auf Dauer gesehen gern isst. Das neue Essverhalten soll schließlich zur guten Gewohnheit werden. Statt simpler FdH-Strategie muss ein cleveres und gut durchdachtes Programm her. Falls Sie schon häufiger mal erfolglos versucht haben abzunehmen oder immer noch mit einem anderen Diätprogramm liebäugeln sollten, stellen Sie diese Diäten doch einmal auf den Prüfstand (siehe Diätcheck auf der nächsten Seite).

Warum viele Diäten nicht funktionieren

Auch ausgewogene Diäten sind oft nicht praktikabel, weil sie einen in ihr starres Tagesschema zwingen. Dann mag man dieses nicht, kann jenes gerade nicht einkaufen – und gibt schnell auf.

Die Gründe für das Scheitern liegen gleichermaßen auf der seelischen wie auf der körperlichen Ebene. Zudem werden die meisten Diätkuren den Erfordernissen des Alltags nicht gerecht. Sie sind einfach nicht wirklich durchführbar. Hinzu kommt, dass besonders strenge Diäten zwangsläufig mit einem Mangel verbunden sind. Und zwar mit einem Mangel an:
- Lebenswichtigen Vitaminen, Mineralstoffen, Ballaststoffen und Kohlenhydraten
- Genuss und Lebensfreude
- Erfolgserlebnissen

Fehlen Vitamine und Mineralstoffe, können Körper, Geist und Seele nicht auf vollen Touren laufen. Die Folge sind Schwächegefühle, Unzufriedenheit und unbestimmte Hungergefühle. Enthält die Nahrung zu wenig Ballaststoffe, wird das gesamte Verdauungssystem beeinträchtigt. Der Stoffwechsel wird langsam und träge. Schlechte Voraussetzungen, um dem Körper ein Startsignal zu mehr Aktivität und Power zu geben.

Vitamine, Mineralstoffe, Spurenelemente, Aminosäuren und Ballaststoffe aktivieren den Stoffwechsel. Bei Kohlenhydratmangel sind schlechte Laune und Konzentrationsverlust biochemisch vorprogrammiert, weil dadurch die Bildung des Gute-Laune-Hormons Serotonin im Gehirn herabgesetzt wird. Kohlenhydrate, lang fälschlicherweise als Dickmacher angeprangert, sollten gerade in einem Diätplan eine wesentliche Rolle spielen. Aber natürlich weniger in Form von Süßigkeiten, sondern als Vollkornprodukte, Kartoffeln, Hülsenfrüchte, Gemüse und Obst.

Der Diätcheck

Meine Diät ist …

- realistisch. Das Abnehmziel ist maßvoll gesteckt. Nicht mehr
als ein bis zwei Kilogramm im Monat.   ja ☐   nein ☐

- stoffwechselphysiologisch sinnvoll. Statt pauschaler Kalorien-
zählerei und Kohlenhydratverteufelung wird vor allem auf den
Fettverzehr geachtet.   ja ☐   nein ☐

- flexibel. Es gibt keine rigide Kontrolle oder strenge Verbote.
Wenn ich mal sündige, ist das nicht so schlimm.   ja ☐   nein ☐

- alltagstauglich. Komplizierte Trennvorschriften, exotische Lebensmittel und Zutaten sowie aufwändige Zubereitungen entfallen.   ja ☐   nein ☐

- gesundheitlich sicher. Mangelerscheinungen und ihre Folgen
werden durch genügend und hochwertige Nahrung ausgeschlossen.
Es werden mindestens 1500 Kilokalorien pro Tag und viele vitamin-
und mineralstoffreiche Lebensmittel angeboten.   ja ☐   nein ☐

- vereinbar mit sportlichen Aktivitäten. Die Muskelzellen werden
mit allen notwendigen Fitmachern wie Getreide, Obst, Gemüse,
Fleisch, Fisch und fettarmen Milchprodukten optimal versorgt.   ja ☐   nein ☐

- leicht durchzuhalten, d.h. sie sättigt gut, macht Spaß,
bietet viel Abwechslung und Genuss.   ja ☐   nein ☐

Auswertung

Jedes Nein sollte Sie nachdenklich stimmen. Bei bereits zwei Nein-Antworten sollten Sie die Diät lieber links liegen lassen. Sie kann aus ernährungswissenschaftlicher
und psychologischer Sicht nicht empfohlen werden. Nur wenn alle Anforderungen
erfüllt sind, bietet ein Programm die optimale Voraussetzung für einen Langzeiterfolg – den einzigen Erfolg, der zählt.
Selbstverständlich treffen alle aufgeführten Punkte auf die FIT FOR FUN-Diät zu.

Hungern macht schlechte Laune

Allzu rigorose Diäten behindern sogar eine kontinuierliche Gewichtsabnahme. Der durch den Nahrungsentzug geschwächte Körper schaltet auf Sparflamme, und für Sport ist erst recht keine Energie mehr vorhanden.

Man darf auch die seelischen Konsequenzen jahrelanger Abnehmversuche nicht unterschätzen. Ständige Misserfolge und Frustration können sogar bis zu schweren Depressionen führen. Dazu muss man wissen, dass bei vielen Diäten der Misserfolg bereits vorbestimmt ist. Mit einer rigiden Kalorienverknappung setzen wir unseren Körper nämlich unter Stress. Der kann nicht unterscheiden, ob er eine Hungersnot oder eine freiwillig begonnene Diät durchlebt. So reagiert er mit seinem Überlebensprogramm und passt den Stoffwechsel der veränderten (Mangel-)Situation an. Die Folge: Der Grundumsatz (siehe Seite 29ff.) sinkt, der Stoffwechsel schaltet auf Sparflamme.

Der Kampf gegen das Sparprogramm

Dieser Sparmechanismus ist sicherlich von Mensch zu Mensch unterschiedlich ausgeprägt und hängt von verschiedenen Faktoren ab: Zusammensetzung, Strenge und Dauer der Diät, Ausmaß der körperlichen Aktivität – und nicht zuletzt, wie oft man schon Diäten gemacht hat. Besonders nachteilig wirkt es sich aus, wenn beim Abnehmen körperformende und stoffwechselaktive Eiweißsubstanz, sprich Muskulatur, abgebaut wird. Langfristig kann sich dadurch der Grundumsatz noch weiter senken.

Es darf ruhig ein bisschen mehr sein – vorausgesetzt, man isst das Richtige. Gerade bei Obst und Gemüse sollte man nicht sparen und darf sich so richtig satt daran essen.

Das Bioprogramm austricksen

Wer jedoch aus dem Wissen um diese Zusammenhänge den Schluss zieht, Abnehmversuche hätten sowieso keinen Sinn und daher könne man ruhig fröhlich weiterfuttern, macht es sich zu leicht. Es gibt sie durchaus, die Tricks, mit denen wir unsere Bioprogrammierung überlisten können. Man muss die Körperfettmobilisierung eben richtig angehen: durch kohlenhydratbetonte und fettarme Ernährung, gewürzt mit mehreren Prisen körperlicher Bewegung.

Doch selbst nach der erfolgreichen Gewichtsreduzierung mit einer vernünftigen Strategie ist weiterhin eine bewusste Ernährung, insbesondere Fettsparen, angesagt. Der Körper neigt nämlich gerade nach einer Diät zur erhöhten Fettspeicherung. Er möchte die empfindlich leer geräumten Energiedepots für kommende Notzeiten schnellstmöglich wieder auffüllen.

Nur nicht rückfällig werden

Ein Rückfall in die alten Ernährungsgewohnheiten würde selbstredend jeden langfristigen Schlankheitserfolg untergraben. Pommes frites mit Mayonnaise und Sahnetorte würden Ihre Erfolge jetzt besonders rasant zunichte machen. In den USA hörte man bereits vor Jahren den Slogan: »The less you diet, the more you lose« (Je weniger du Diät hältst, desto besser kannst du abnehmen).

Die Tatsache, dass man aus herkömmlichen Diäten nichts lernt, ist deshalb neben den beschriebenen Stoffwechselveränderungen auch der Hauptgrund für das frustrierende Auf und Ab auf der Pfundeskala. So stellt sich die bange Frage: »Einmal Diät – immer Diät?« Die Antwort heißt Nein, wenn Sie lernen, Ihre Ernährung auf Dauer umzustellen. Und dass Ihnen dabei der Spaß erhalten bleibt und der Genuss nicht zu kurz kommt, dafür sorgt die FIT FOR FUN-Diät.

Warum Fett fett macht

In den ersten Diättagen werden hauptsächlich Kohlenhydrate und – je nach Strenge der Diät – auch Eiweiße abgebaut. Dabei wird Wasser freigesetzt. Die vermehrte Wasserausscheidung ist auch der Hauptgrund für den schnellen Gewichtsverlust auf der Waage. Der

Egal, ob Sie bei Bratkartoffeln oder bei Sahnetorte schwach werden: Es ist meist nur ein schwacher Ersatz, diese Lieblingsspeisen mit kalorienarmen Austauschstoffen zuzubereiten. Entdecken Sie besser neue, leichte Genüsse, und ersparen Sie sich das schlechte Gewissen.

hat allerdings leider noch nichts mit dem Abbau von Fettdepots zu tun. Erst etwa ab dem dritten Tag wird zunehmend Fett verbrannt. Vorausgesetzt natürlich, man isst genug Kohlenhydrate und Eiweiß, spart beim Nahrungsfett und bewegt sich ausreichend. Genügend Kohlenhydrate sind auch deshalb so immens wichtig, weil sie den Körper davor bewahren, Raubbau an der eigenen Substanz zu betreiben und Muskulatur abzubauen.

Leichte Beute für hungrige Fettzellen

Dass Kartoffeln dick machen, ist ein hartnäckiges Gerücht. Kalorienbomben werden sie erst durch die üppigen Saucen, die man dazu isst, oder durch die Zubereitung mit reichlich Öl oder Schmalz.

Beim Zunehmen liegt der Fall dagegen folgendermaßen: Eine normal zusammengesetzte Mischernährung besteht immer aus wechselnden Anteilen an Kohlenhydraten, Fett und Eiweiß sowie bei den meisten Menschen auch Alkohol. Zur Energiegewinnung bevorzugt der Körper zunächst die Kohlenhydrate, das Eiweiß und den Alkohol – und ganz zuletzt erst das Fett. Das bedeutet, die erstgenannten Stoffe verarbeitet und verbraucht er. Auch für den Grundumsatz – die Lebenserhaltungsfunktionen – verbrennt der Motor Mensch hauptsächlich Kohlenhydratkraftstoff.

Fett dagegen wird jedoch erst einmal gespeichert und später vielleicht angezapft, wenn mehr Energie benötigt wird. Damit landet es aber genau dort, wo wir es nicht haben wollen: in den Fettzellen, die sich übrigens nahezu ins Unendliche ausdehnen können. Eine weitere schlechte Nachricht: Wir werden diese gefräßigen Zellen nicht mehr los. Wir können sie höchstens in Schach halten, indem wir sie nicht mit fettreicher Nahrung weiter füttern und füllen. Bevor Kohlenhydrate aber in Depotfett umgewandelt werden und auf den Hüften landen, müssen wir schon eine ganze Menge davon futtern: nämlich mehr als 500 Gramm pro Tag. Das wären Berge von Kartoffeln, Nudeln und Brot.

Kohlenhydrate machen satt statt dick

Insgesamt fällt es dem Körper jedoch wesentlich schwerer, mit Kohlenhydraten dick zu werden als mit Fett. Denn die Umwandlung von Kohlenhydraten in Fett ist viel aufwändiger für den Stoffwechsel als die Fett-in-Fettdepot-Einlagerung. Und wer viele Kohlenhydrate isst, wird auch schneller satt, d. h. die Gefahr, zu viel davon zu essen, ist weniger groß im Vergleich zur konzentrierten volumenarmen und fettreiche Kost. An Brot, Kartoffeln, Nudeln, Gemüse und Obst können Sie sich ohne Gefahr für Figur und Fitness satt essen. Vor allem, wenn ständig zu viel gegessen wird, der Körper also gar nicht auf seine Reserven zurückgreifen muss, macht zu viel Nahrungsfett ohne Umwege und sehr schnell noch dicker.

Wo es zu sparen gilt

Wenn es ein allgemein gültiges Gebot für gesündere Ernährung gibt, dann heißt das: Fett sparen (nicht weglassen, nur sparen!). Täglich finden rund 10 000 Tonnen der öligen bis weichen Materie den Weg in deutsche Mägen, im Durchschnitt knapp 100 Gramm pro Mund. In den letzten Jahren hat sich die abfallende Tendenz bei der Fettaufnahme zwar bestätigt, aber wir könnten uns weiter verbessern. Immer wieder wurde in wissenschaftlichen Studien bestätigt, dass Menschen, deren Energieüberschuss auf dem Teller vor allem aus Fett stammt, das höchste Übergewicht hatten. Deshalb heißt der Kern der FIT FOR FUN-Diät: Fett statt Kohlenhydrate sparen. Während des Abnehmens genügen 30 bis 50 Gramm Fett pro Tag. Um sein Gewicht zu halten, sollte man die Fettaufnahme auf 60 bis 80 Gramm beschränken (die unteren Werte gelten jeweils für Frauen, die ja generell eine geringere Menge an Energie pro Tag verbrennen).

Ein Schnaps nach dem Essen regt nicht die Fettverbrennung an, sondern hilft nur, eine üppige Mahlzeit leichter zu verdauen.

Alkohol – der große Bremser

Menschen, die an Übergewicht leiden, essen meist fettreicher und trinken mehr Alkohol als Normalgewichtige. Dieser ist mit sieben Kalorien pro Gramm neben Fett (neun Kilokalorien pro Gramm) die energiereichste Nahrungssubstanz und wird im Stoffwechsel ähnlich wie Fett verbraucht. Wenn der Organismus aber Alkohol zu verarbeiten hat, stellt er den Fettabbau erstmal hintenan. Der ist logischerweise jedoch das A und O, wenn es ums Abnehmen geht.

Dabei verfügen wir eigentlich über ein sehr wirksames Fettverbrennungssystem. Das wird allerdings bei zu wenig Bewegung kaum noch gefordert und läuft deshalb meist auf Sparflamme. Die Energie, die unser Körper benötigt, um minimale Leistungen zu erbringen und sich selbst am Leben zu erhalten, gewinnt er vorzugsweise aus Kohlenhydraten. An seine Fettreserven braucht der bewegungsarme Sitzmensch da gar nicht erst ran.

Zucker ist viel weniger Dickmacher als die vielen versteckten Fette in unserem Essen. Trotzdem kann es nicht schaden, seinen Geschmacksnerven das »Und ewig lockt das Süße« abzutrainieren.

Nicht Zucker ist der Hauptfeind

Viele Süßigkeiten, die wir besonders gern essen, wie Pralinen, Petit Fours, Schokolade, Gebäck, Eiscreme und Torten, sind eigentlich versteckte »Fettigkeiten«. Das, was sie zur Kalorienfalle macht, ist ihr hoher Fettanteil, nicht die Tatsache, dass sie Zucker enthalten. Fettfreie Gummibärchen oder Fruchtbonbons schaden z.B. eher den Zähnen als der Figur. Wer also ein Süßschnabel ist, braucht nicht zu befürchten, er müsse vollständig auf seine Lieblingsnaschereien verzichten. Wichtiger als Süßes ganz und gar aus der Nahrung zu verbannen ist es, den Fettgehalt mal genauer unter die Lupe zu nehmen. Eine gesunde Nascherei sind übrigens Trockenfrüchte. Sie befriedigen die Lust auf Süßes und enthalten einen Teil der Vitamine und alle Mineralstoffe der ganzen Früchte in konzentrierter Form.

Wenn schon süß und fettig, dann möglichst hochwertig: Eine Hand voll Studentenfutter befriedigt die Naschlust und liefert Ihnen außer Fettkalorien und Zucker wenigstens auch reichlich wertvolle Mineral- und Ballaststoffe.

Fett unter Kontrolle

Man darf Fett nicht grundsätzlich verteufeln, denn wir brauchen einen gewissen Anteil in der Nahrung. Öl, Nüsse, Butter, Käse, fetter Fisch und Fleisch versorgen uns mit den lebensnotwendigen fettlöslichen Vitaminen A, D, E und K sowie den gesundheitlich wichtigen einfach und mehrfach ungesättigten Fettsäuren. Etwas Oliven- oder Keimöl zum Salat, ein- bis zweimal in der Woche Lachs, Hering oder Makrele gehören zu einer ausgewogenen, gesunden Ernährung.

Sparen können wir vor allem bei Butter oder Margarine und beim Kochen. Zum Andünsten und Anbraten genügen meist ein bis zwei Teelöffel Olivenöl oder Butter. Bei Milchprodukten, Käse und Wurst ist schon viel damit getan, fettarme Sorten auszuwählen.

Fettersatzstoffe – eine echte Alternative?

Die Lebensmittel- und Pharmaindustrie setzt vor allem in den USA auf Fettaustauschstoffe und Mittel, die das Fett im Körper praktisch unverdaulich machen. Im Prinzip ist die Möglichkeit, Fett in Lebensmitteln durch Eiweiß und Ballaststoffe zu ersetzen, ein akzeptabler Beitrag zur Lösung des Problems. Ob diese Fettersatzmixturen geschmacklich und vom Gefühl her an echtes Fett herankommen, muss jeder selbst beurteilen. Unverdaulich gemachtes Fett und Fettverdauungsblocker sind jedoch nicht nebenwirkungsfrei. Einsetzbar sind Fettersatzstoffe ohnehin nur in konfektionierten Lebensmitteln, nicht in Naturprodukten – bei denen man sie auch gar nicht benötigt. Denn Obst, Gemüse und Getreide sind von Natur aus fettarm. Wer sich an diesen Sachen satt isst, verspürt auch viel weniger Hunger auf industrielle Mundschmeichler. Fazit: Synthetische Fettersatzstoffe sind eher Notlösung als wirkliche Alternative.

Setzen Sie lieber auf natürliche und leichte Fitmacher wie Obst, Gemüse und Vollkorn. Versprechen Sie sich nicht zu viel von nachträglich leicht gemachten Kalorienbomben.

Diät ja – Hungern nein

Zugegeben: Uns ist etwas unwohl dabei, unser Programm Diät zu nennen. Denn der Begriff ist landläufig durch die bereits genannten Mode- oder Crashdiäten negativ besetzt. Wir möchten unsere Diät jedoch im ursprünglichen griechischen Sinn interpretiert wissen: »Diaita« stand dort nämlich schlicht und einfach für »gesunde Lebensweise«. Auch das englische »diet« im Sinn von Kostformen oder Ernährung im Allgemeinen lässt mehr Spielraum zu, den Begriff »Diät« mit neuen Inhalten zu füllen. In dieser Hinsicht ist das vorliegende Programm eine Diät, vielmehr jedoch eine Lebensauffassung, ein Lebensstil. Wir versprechen nicht den schnellen Erfolg, wir drohen aber auch nicht mit Kalorientabellen und täglichem Wiegestress.

Wir wollen Ihnen Lust auf gesunde, abwechslungsreiche Ernährung machen. Wir schleichen uns auf sanfte, aber nachdrückliche Weise in Ihren Ernährungsplan und in Ihr Leben ein. Wer sich so ernährt, merkt bald nicht mehr die Diät.

Mehr essen – aber das Richtige

Haben Sie schon mal einen übergewichtigen Vegetarier gesehen? Auch wenn es nicht nötig ist, grundsätzlich auf Fleisch und Fisch zu verzichten, sollten Sie Gemüse, Obst, Brot und Kartoffeln deutlich in den Mittelpunkt Ihrer Ernährung rücken.

Bei herkömmlichen Diäten ist Schmalhans Küchenmeister. Wer denkt da nicht an Miniportiönchen und einen ständig knurrenden Magen. Statt üppiger Portionen überwiegen die Verbotslisten. Ganz anders die neue Mengenlehre bei der FIT FOR FUN-Diät. Viele werden die ungewohnt großen Nahrungsmengen an pflanzlichen Fit- und Schlankmachern selbst anfangs vielleicht gar nicht schaffen.

Wenn bislang Fleisch und Sauce den meisten Platz auf Ihrem Teller beansprucht haben, sollten Sie das Verhältnis ab sofort zugunsten der Beilagen wie Brot, Kartoffeln, Reis, Nudeln und Gemüse ändern. Werden Sie – zumindest tendenziell – zum Pflanzenfresser. Dann brauchen Sie keine Kalorien mehr zu zählen.

Die Ernährung neu definieren

Drei Portionen Gemüse, zwei Portionen Obst, drei bis fünf Scheiben Vollkornbrot und ca. drei Kartoffeln sollten täglich auf Ihrem neuen Speiseplan stehen. Gemüse und Früchte als Salat, Rohkost, einfach pur aus der Hand, zu Quark und Müsli, gedünstet als Beilage. Dazu kommen ein bis zwei Mahlzeiten mit Hülsenfrüchten pro Woche, genauso oft Fisch und mageres Fleisch, ergänzt durch fettarme Milchprodukte, die Vielfalt der Getreideprodukte von Flocken bis Vollkorn sowie hochwertige Pflanzenöle, Samen und Nüsse. Das ist die Marschrichtung für einen schlanken Essstil. So gestärkt können Sie sich auch leichter bei den fettreichen Dickmachern zurückhalten. Sie werden staunen, wie viel Sie jetzt essen müssen, um Ihre Pflicht bei Obst und Gemüse zu erfüllen. Diese neue Verteilung auf dem Teller, die das ursprüngliche Hauptspeise-Beilagen-Verhältnis auf den Kopf stellt, gewährleistet zudem eine optimale Versorgung des Organismus mit Vitaminen, Mineralstoffen, Ballaststoffen sowie bioaktiven Pflanzenstoffen.

Was Sie sonst noch tun können

Über die Zusammenstellung der Nahrung hinaus gibt es noch ein paar grundsätzliche Tipps, die Ihnen helfen, unnötiges Fett zu sparen und kontrollierter zu essen. Vielleicht können Sie ja den einen oder anderen Hinweis ohne Mühe beherzigen:

● Schneiden Sie das Brot dicker, und belegen Sie es dünner. Das spart Fett und erhöht den Anteil wertvoller Kohlenhydrate.

● Versuchen Sie, bei Käse, Quark und Wurst als Brotbelag ohne Butter oder Margarine auszukommen.

● Ignorieren Sie Ihr Hungergefühl nicht, bis es zum Heißhunger wird. Essen Sie eine Kleinigkeit, z.B. ein Stück Obst, Gemüse, Knäckebrot oder eine kleine Portion körnigen Frischkäse.

● Werden Sie zum Feinschmecker, und genießen Sie jeden Bissen in vollen Zügen. Hastige Esser bringen sich nicht nur um den Genuss, sondern sie vertilgen auch mehr, bis sie überhaupt ein Sättigungsgefühl spüren.

● Bauen Sie Stress nicht mit Essen, sondern mit Bewegung und Entspannungsübungen ab.

● Ändern Sie die Mengenverhältnisse auf Ihrem Teller: Fleisch wird zur Beilage, Gemüse mit Kartoffeln, Reis oder Nudeln dagegen zur Hauptspeise.

● Trinken Sie vor dem Essen schluckweise ein Glas Mineralwasser, und starten Sie immer mit einer Portion Rohkost. Beides sättigt bereits und hilft dabei, sich beim nachfolgenden Hauptgericht etwas zurückzuhalten.

● Vermeiden Sie Brot mit Butter sowie Alkohol vor dem Essen. Zur Überbrückung der Wartezeit im Restaurant sind Gemüsestifte mit Kräuterquarkdip der beste Tipp. Gegen einen leichten Wein oder eine Weinschorle zum Essen ist nichts einzuwenden.

● Lassen Sie keine (Zwischen-)Mahlzeiten ausfallen. Oft wird sonst bei der nächsten Mahlzeit aus Heißhunger zu viel gegessen.

● Übernehmen Sie internationale Essgewohnheiten wie die der Mittelmeerländer (viel Gemüse und Obst, Pasta, Fisch vom Grill mit viel frischen Kräutern) oder asiatische Gartechniken (fettarme, vitaminschonende und zeitsparende Zubereitung im Wok).

● Essen Sie möglichst nur das, was Ihnen auch schmeckt. Was Sie lustlos oder aus Verlegenheit verspeisen, befriedigt nicht wirklich.

Wenn Sie schon immer Interesse an der asiatischen Küche hatten, Ihnen aber bisher der Umgang mit fremdartigen Zutaten und Kochgeräten zu umständlich erschien: Machen Sie doch einfach mal einen Kochkurs für chinesische, thailändische oder indische Küche mit. Sie erweitern Ihr Repertoire um interessante und gesunde Rezepte und finden ganz neue Geschmacksrichtungen.

Rohkost und viel Mineralwasser zu jeder Hauptmahlzeit bringen Ihre Verdauung in Schwung. Ein ausreichend mit Ballaststoffen und Flüssigkeit versorgter Darm arbeitet nicht nur besser, sondern transportiert auch Schadstoffe schneller.

Vorsicht mit dem Wassertrick

Ganz wichtig beim Abnehmen ist es, genug zu trinken. So mancher hat ja auch schon erfolgreich den Wassertrick angewandt. Nicht aufgefüllte Flüssigkeitsverluste durch Schwitzen oder harntreibende Medikamente zeigen sich bekanntlich besonders rasch als Gewichtsverlust auf der Waage. Und wer ist nicht stolz, wenn nach drei Saunagängen das Gewicht ordentlich »runtergekocht« wurde. Leistungssportler wissen, dass dieses kurzfristige »Gewichtmachen« vor Wettkämpfen für die Leistung von Nachteil sein kann, für die Gesundheit sogar gefährlich. Ähnlich kurzsichtig ist es auch, mit Entwässerungsmitteln abspecken zu wollen. Mit dem erhofften Fettabbau haben solche schnellen Gewichtsverluste jedenfalls absolut gar nichts zu tun.

Eher mehr als weniger trinken

Halten Sie sich vor Augen, dass in einem Kilogramm Körperspeck rund 7000 Kilokalorien stecken – also genug Energie, um drei bis vier Tage davon zehren zu können. Entsprechend langsam geht auch der echte Gewichtsverlust durch Körperfettabbau vonstatten. Sie sollten

Denken Sie generell daran, genügend zu trinken – besonders auch beim Sport. Der Körper verliert durch das Schwitzen viel Flüssigkeit und Mineralstoffe. Trinkt man zu wenig, kann es zu Kreislaufproblemen kommen.

während des Abnehmens sogar mehr trinken als gewöhnlich, um die im Stoffwechsel vermehrt anfallenden sauren Fettabbauprodukte über die Nieren auszuscheiden. Spülen Sie Ihre Entgiftungsorgane also kräftig mit magnesiumreichem Mineralwasser, verdünnten Obstsäften, Gemüsesäften, Früchte- und Kräutertees durch.

Drei bis vier Tassen Kaffee oder schwarzer Tee – am besten ungezuckert, mit Milch statt Sahne – sind ebenfalls erlaubt, sollten aber nicht den Löwenanteil der Flüssigkeitszufuhr ausmachen. Während unter Normalbedingungen eineinhalb Liter Trinkflüssigkeit pro Tag Pflicht sind, dürfen es an Diättagen ruhig zwei bis zweieinhalb Liter sein. Ein Glas Wasser, schluckweise vor dem Essen oder zwischendurch getrunken, wirkt obendrein als kleine Hungerbremse.

Sicher gibt es auch in Ihrer Umgebung Bauern, die Obst und frisches Gemüse der Saison direkt ab Hof verkaufen. Immer mehr Betriebe setzen auch auf biologischen Anbau und bieten ihre Produkte erntefrisch und relativ preisgünstig an.

Welche Rolle spielt die Jahreszeit?

Jede Jahreszeit bringt unterschiedliche Stimmungen und Motivationen sowie Nahrungsangebote und Möglichkeiten, sich körperlich zu betätigen, mit sich. Das überreiche Angebot der Supermärkte hat uns vergessen lassen, was die einzelnen Jahreszeiten an Spezialitäten und Köstlichkeiten zu bieten haben. Statt genüsslich über Wochenmärkte zu schlendern, machen viele einen Monatseinkauf im Mammutsupermarkt. Kein Wunder, dass das Besorgen der Nahrung so keinen Spaß macht und zur lästigen Pflicht mutiert.

Dabei kann das Auswählen der frischen Zutaten so viel Freude machen. Ein Marktspaziergang ist das reinste Fest für die Sinne und gewährleistet nebenbei, dass Sie ganz frische Produkte für Ihre Fitnessernährung ergattern, die zudem den höchstmöglichen Vitamin- und Mineralstoffgehalt bieten. Dasselbe gilt im Übrigen für die Produkte der Saison, möglichst aus heimischem Anbau und vollständig ausgereift. Sie können nämlich am Baum oder auf dem Feld den optimalen Gehalt an Vitaminen und Aromen ausbilden und haben in der Regel nur kurze Transportwege hinter sich. Das kommt uns als Konsumenten natürlich zugute. Warum sollten wir im Winter Erdbeeren aus Chile oder im Frühling Äpfel aus Neuseeland benötigen, wo dieselben Früchte doch zu ihrer Saison genauso bei uns um die heimische Ecke wachsen?

Das Besondere wieder entdecken

Das Essen nach der Jahreszeit garantiert nicht nur mehr Vitamine und Aroma, sondern auch mehr Lebensfreude. Denn frischer Spargel gehört genauso zum Mai wie süße Erdbeeren zum Frühsommer. Ein saftiger Bratapfel frisch aus dem Ofen schmeckt an den ersten kalten Herbsttagen einfach am besten, auch würde uns der deftige Grünkohl an heißen Tagen nicht munden. Hätten wir all diese saisonalen Spezialitäten das ganze Jahr über, würden sie auch ihre Besonderheit verlieren.

Seien Sie neugierig, und probieren Sie öfter mal was Neues bei Obst und Gemüse: Wildkräuter, Topinamburknollen oder Holunderbeeren sorgen für außergewöhnliche Geschmackserlebnisse.

Wetten, dass es für Sie eine Menge Köstlichkeiten vielleicht aus Ihrer Kindheit wieder zu entdecken gibt, die Sie lang vergessen hatten? Erinnern Sie sich an Palerbsen, Maronen, Steckrüben, frischen Meerrettich oder Schwarzwurzeln? Wenn Sie sie noch gar nicht gekostet haben, wird es höchste Zeit, diese vergessenen Köstlichkeiten aus Großmutters Jahreszeitenküche kennen zu lernen. Ernähren Sie sich im Rhythmus der Saison. Sie werden mit knackfrischer Vielfalt belohnt, die es Ihnen leicht macht, gesund und fettarm zu essen.

Aus dem Vollen schöpfen

Frühling und Sommer sind naturgemäß die beste Zeit für Outdooraktivitäten mit idealen Möglichkeiten für eine leichte, vitaminreiche Küche. Gemüse, Obst, Blattsalate und Kräuter sind von Natur aus kalorienarm. Bei ihnen dürfen Sie in die Vollen greifen und sich jederzeit satt essen. Ein Blick auf den Saisonkalender (siehe Seite 99) für Früchte, Gemüse und Salate zeigt, wann Sie die Naturprodukte reif und günstig bekommen. Frische Lebensmittel der Jahreszeit garantieren nicht nur einen ausgezeichneten Geschmack, sondern auch bestmögliche Nährstoffdichte. Weiterer Vorteil von saisonalen Produkten, die ohne den Schutz eines Treibhauses wachsen können: Sie sind nitratärmer als Unterglas- und Treibhausware, weil Sonneneinwirkung den Nitratabbau in der Pflanze fördert.

Frühjahrsmüdigkeit ade

Wer sich an den ersten warmen Tagen des Jahres schlapp und antriebslos fühlt, kann das heutzutage nicht mehr mit einem Vitaminmangel entschuldigen. Zum Winterende ist zwar die Auswahl an einheimischem frischem Gemüse und Obst gering, dafür steht uns aber eine reichhaltige Palette an tiefgefrorenen Produkten zur Verfügung. Tiefgefrorenes ist eine praktische Alternative zur Frischware und schneidet beim Vitaminvergleich sicherlich besser ab als so manches überlagerte Grünzeug aus dem Supermarkt. Da im Winter praktisch kein einheimisches Obst zur Verfügung steht, sorgen Südfrüchte und Obstsäfte für einen aktivierenden Vitaminnachschub.

Jod kurbelt den Stoffwechsel an

Vertreiben Sie die Frühjahrsmüdigkeit auch, indem Sie sich viel an der frischen Luft bewegen. Aktivierende Nährstoffe wie Vitamin C und Jod unterstützen den Körper bei seiner jahreszeitlichen Umstellung. Das Spurenelement Jod ist Bestandteil der Schilddrüsenhormone, die den Stoffwechsel ankurbeln. Jod ist vor allem in Meeresfischen und -früchten sowie in Algen enthalten. Jodiertes Speisesalz und Brot mit Jodsalz sind eine gute Ergänzung.

Wenn Sie frisches Gemüse günstig bekommen, lohnt es sich, Vorräte einzufrieren. Die meisten Sorten sollten Sie kurz blanchieren und dann mit eiskaltem Wasser abschrecken. So bleiben Farbe und Vitamine besser erhalten.

Katzenjammer durch Frühjahrsmüdigkeit? Dann tun viel frische Luft, Licht, Bewegung und reichlich Obst und Gemüse besonders gut.

71

Licht und Luft machen wieder aktiv

Der Einfluss des Lichts auf die Stimmungslage ist eindeutig erwiesen. So leiden in Skandinavien mit seinen langen, dunklen Wintern besonders viele Menschen unter Depressionen. Nutzen Sie deshalb gerade in der trüben Jahreszeit jede Gelegenheit, ins Freie zu kommen und Licht und Luft zu tanken.

Das Frühjahr ist die beste Zeit für eine Umstellung Ihrer Ernährungsgewohnheiten und besonders günstig für den Start in ein aktives Lebensstilprogramm. Wenn die Tage wieder länger und sonniger werden, verlässt uns der Drang nach Christstollen und Zimtsternen ganz von selbst. Sonnenlicht unterbindet nämlich den Abbau des Gute-Laune-Stoffs Serotonin. In der dunklen Jahreszeit fehlt uns Licht. Dann übernimmt zuckerreiche Nahrung die Rolle des Lichts, denn sie fördert die Bildung von Serotonin. Licht und Zucker haben offenbar eine vergleichbare Wirkung auf die Stimmung des Menschen.

Wenn alles normal verläuft, erwacht im Frühjahr durch Lichteinfluss neuer Tatendrang und macht uns von ganz allein etwas schlanker. Dann fallen der Neustart in veränderte Essgewohnheiten und das Durchhalten gleich viel leichter.

Sommer – Gemüse und Früchte gegen den Durst

Die meisten Obst- und Gemüsesorten bestehen zu rund 90 Prozent aus Wasser. Das macht beispielsweise Gurken, Melonen und Erdbeeren zu erfrischenden Durstlöschern im Sommer. Die heiße Jahreszeit verlangt, dass wir mehr Flüssigkeit aufnehmen, vor allem, wenn wir sportlich aktiv sind und viel schwitzen. Neben Obst und Gemüse, die in der warmen Jahreszeit tagsüber oft als leichte Imbissmahlzeiten genügen, sorgen frisch gepresste Obstsäfte, fruchtige Buttermilchmixgetränke oder mit viel Mineralwasser verdünnte Fruchtsäfte besonders gut für Abkühlung. Salate und Gemüse sind neben magnesiumreichem Mineralwasser die beste Quelle für das Hochleistungselement Magnesium, das bei körperlicher Aktivität für das richtige Zusammenspiel von Nerven und Muskeln sorgt und außerdem vor Krämpfen schützt.

Zellschutzvitamine sind jetzt gefragt

Der Sommer ist aber auch die Zeit für Spaß im Freien. Neben den richtigen Durstlöschern ist jetzt eine hohe Zufuhr an antioxidativen Schutzvitaminen (C, E und Karotinoide) durch die Ernährung gefragt. Denn ein Zuviel an Sonne und eine eventuelle Ozonbelastung erhöhen den Bedarf an Schutznährstoffen. Die Auswahl an Obst, Salaten und Gemüse ist üppig und erleichtert es, sich problemlos und abwechslungsreich mit diesen Nährstoffen zu versorgen. Wenn Sie zu Beeren und Früchten Mandeln oder Sonnenblumenkerne knabbern, ergänzen Sie die Obstvitamine C und Beta-Karotin mit dem Zellschutzvitamin E. Aus demselben Grund gehören zur Salatrohkost oder zum gedünsteten Gemüse einige Tropfen Oliven- oder Keimöl. Dadurch wird der Nährstoffschutz erst komplett. Außerdem kann der Körper die fettlöslichen Vitamine dann besser ausnutzen.

Herbst – Powerstoffe für bessere Laune

Wenn die Tage kürzer und kühler werden, bekommt man Lust auf deftigeres Essen. Wer die nasskalte Jahreszeit ohne Zwangspause im Krankenbett überstehen will, braucht vor allem Nährstoffe für ein abwehrstarkes Immunsystem und solche, die uns bei guter Laune halten. Richtige Bewegung und Verpflegung können uns helfen, fröhlich und gesund zu bleiben, auch wenn die äußeren Umstände es nicht gerade leicht machen.

Die Kohlenhydratbilanz muss stimmen

Nervennahrung Nummer eins sind dann wertvolle Kohlenhydratspender, die zugleich B-Vitamine (Nervenvitamine) und Magnesium (Antistressmineral) enthalten. Diese natürliche Stimmungsmacherkombination steckt in Vollkornprodukten, Hülsenfrüchten und Kartoffeln. Kombiniert man sie mit fettarmen Eiweißspendern wie Geflügel oder Käse, erhält der Körper Tryptophan und Kohlenhydrate, die ideale Ausgangsbasis für die stimmungsaufhellende Serotoninproduktion im Gehirn.

Fitmacher mit Langzeitwirkung

Im Gegensatz zum schnellen Süßigkeiten-Zucker-Kick halten uns diese Kohlenhydrat-Protein-Kombinationen viel länger fit und bei Laune. Außerdem schützen die richtigen Kohlenhydrate auch vor unerwünschter Gewichtszunahme. Auch wenn Herbst und Winter nicht gerade die idealen Jahreszeiten für eine Diät sind, können wir durch ausgewogene Ernährung und regelmäßige körperliche Aktivität zumindest einer Gewichtszunahme vorbeugen. Dennoch wird eine Umstellung auf gesündere Ernährung vom Körper auch jetzt sicher dankbar angenommen.

Besonders hochwertige Speiseöle sind:
- **Olivenöl**
- **Distel- oder Safloröl**
- **Erdnussöl**
- **Sonnenblumenöl**
- **Maiskeimöl**
- **Sesamöl**
- **Weizenkeimöl**
- **Traubenkernöl**

Abwehrstarke Winterküche

Keimlinge oder Sprossen aus Samen und Hülsenfrüchten sind vitaminreich und bereichern im Winter die spärliche Gemüseauswahl. Ziehen Sie sie doch selbst auf der Fensterbank. Einfache Geräte dafür gibt es im Fachhandel. Ein Mull bespanntes Einmachglas tut's aber auch.

Die kalte Jahreszeit mit ihren langen Abenden lädt zu gemütlichem und ausgiebigem Essen ein. Umso wichtiger ist der Bewegungsausgleich, damit die Kalorien nicht allzu sehr zu Buche schlagen. Auch in der kalten Jahreszeit muss man auf frisches Obst und Gemüse als wichtige Nähr- und Ballaststofflieferanten nicht verzichten. So haben Südfrüchte gerade jetzt Hochsaison: Orangen, Mandarinen und Grapefruits versorgen uns auf einfache Weise mit Vitamin C.

Kohl & Co. sind jetzt im Kommen

Aber auch Äpfel und das heimische Wintergemüse bringen frischen Genuss auf den Tisch: Sauerkraut und die Winterkohlsorten, wie Rosenkohl, Wirsing oder Weißkohl, sind ebenfalls gute Vitamin-C-Spender. Fenchel und Spinat haben eine sehr hohe Nährstoffdichte (sie sind reich an Karotinoiden, Vitamin B, C und Eisen). Weitere empfehlenswerte Lebensmittel, die jetzt Saison haben: Rotkohl, Grünkohl, Karotten, Feld- und Eisbergsalat, Chicorée, Lauch, Rote Bete, Sellerie, Schwarzwurzeln und Chinakohl. Vergessen Sie auch Kartoffeln als kohlenhydratreiche Vitamin-C- und Mineralstoffspender nicht! Knoblauch, Meerrettich, Kresse und selbst gezogene Sprossen (Keimlinge) stärken die Abwehrkräfte, und einige von ihnen haben sogar antibakterielle Wirkung.

Bieten Sie dem Winterspeck Paroli. Gut verpackt kann man auch bei Eis und Schnee jede Menge Bewegungsspaß im Freien haben.

Fisch hilft gegen Vitamin-D-Mangel

Im Herbst nimmt der Gehalt des Bluts am Sonnenvitamin D ab. Viele leiden dann den Winter und das Frühjahr über an Vitamin-D-Mangel. Im Sommer wird der Bedarf überwiegend durch Eigensynthese über die Sonnenbestrahlung in der Haut gedeckt und für die sonnenarme Zeit gespeichert.

Nur sehr wenige Lebensmittel enthalten so viel Vitamin D, dass der Mensch damit den Verlust bei zu wenig Sonnenlicht ausgleichen könnte. Besonders reich an Vitamin D sind Hering, Makrele, Sardine, Lachs und Forelle.

Fisch in vielen Variationen wird wieder populär, nachdem er etliche Jahre fast nur noch als paniertes Stäbchen auf den Tisch kam. Vieles spricht für ihn: Er ist eiweißreich, fettarm und versorgt uns mit Vitamin D und Jod.

Ernährung und Sport – ein starkes Team

Jede Bewegung ist besser als keine. Muskeln formen und straffen den Körper und steigern die Fettverbrennung. Wer wöchentlich durch Sport und Alltagsaktivitäten 2000 Kilokalorien zusätzlich verbrennt, hat für die Figur und sein Herz-Kreislauf-System schon viel getan. Kein Ernährungsprogramm, das schlank macht und hält, kommt ohne den unterstützenden Effekt von Bewegung und Sport aus. Sport allein ist nicht besser als jede Diät – erst in der richtigen Kombination sind beide richtig stark im Kampf gegen überflüssige Pfunde. Nur wer ordentlich auf Trab kommt, läuft seinen Pfunden davon. Da im Alltag und in der Freizeit die Sitzzeiten oft zunehmen, müssen wir durch Bewegungsausgleich dagegenhalten.

Im Alltag auf Trab kommen

Dazu gibt es genügend Möglichkeiten, ohne deshalb gleich auf den Sportplatz oder in der Turnhalle herumtoben zu müssen. Rad fahren, Treppensteigen, zügiges Gehen zur Bushaltestelle, Haus- und Gartenarbeit (siehe Seite 34) können den Stoffwechsel aktivieren. Und wer erstmal Spaß an der Bewegung entdeckt, findet dann vielleicht auch seinen persönlichen Lieblingssport.

Das sind die wichtigsten Spielregeln für den Figurerfolg:

- Lieber regelmäßig als selten
- Lieber langsamer und länger als kurz und intensiv
- Lieber Spaß haben als verbissen kämpfen

Ausdauersportarten sind am günstigsten

Wer sehr viel Übergewicht mit sich herumschleppt, verlegt sich besser auf Schwimmen oder Radfahren als Ausdauersportarten. Laufen könnte eine zu hohe Belastung für die ohnehin vom Körpergewicht überstrapazierten Gelenke sein.

Langfristige Gewichtsreduzierung hat nur mit einem ausgedehnten Bewegungsprogramm Erfolg. Professor Alfred Wirth hat in seinem aktuellen Buch »Adipositas« die unterschiedlichsten Studien zum Thema »Übergewicht, Diätprogramme und Gewichtsreduzierung« ausgewertet.

Sein Ergebnis: Um auf Dauer sein Gewicht zu reduzieren, ist ein erhöhter Energieverbrauch, also Sport, das beste Rezept. Je häufiger und je länger man Sport treibt, desto deutlicher ist die Gewichtsreduktion. Wer nur auf Diät setzt, nimmt weniger ab als bei einem kombinierten Ernährungs- und Sportprogramm. Außerdem verhindert ein aktives Leben, dass das Gewicht nach der Abnahmephase allzu leicht wieder ansteigt. Diese Erkenntnisse widerlegen die bequeme Ausrede, dass Sport so appetitanregend wirke, dass jede Diät vergebens sei. Spezielle Ausdauersportarten wie Laufen, Biken oder Schwimmen mit langen gleichmäßigen Belastungen und eventuell kurzen Intensitätsspitzen werden zum Fatburner, wenn sie regelmäßig, also rund drei- bis viermal pro Woche, auf dem Programm stehen. Das verdeutlicht die folgende Grafik.

Wer nur auf Diät setzt, nimmt weniger ab als bei einem kombinierten Diät- und Sportprogramm. Außerdem verhindert ein aktives Leben, dass das Gewicht nach der Diät wieder ansteigt.

Grafik: Jens Wehde (nach A. Wirth)

76

Abnahme der fettfreien Körpermasse in Prozent

Abnahme der Muskelmasse
■ Frauen
■ Männer

28%
24%
Nur Diät

13%
11%
Diät
＋
Training

Nur Sport greift das Fett an: Reine Diäten bauen hauptsächlich die Muskulatur ab, Diäten in Kombination mit Training schonen die Muskeln.

Grafik: Jens Wehde (nach A. Wirth)

Nicht schlapp machen beim Schlankwerden

Vor allem regelmäßiger Sport greift das Fett an: Reine Diäten ohne besondere körperliche Aktivitäten können auch die Muskulatur abbauen. Besonders Männer sind vom unfreiwilligen Muskelabbau durch den aufgezwungenen Kalorienstopp betroffen. Das verdeutlicht die oben stehende Grafik. Erst durch eine Kombination von Diät und ein auf Ihre persönlichen Vorlieben abgestimmtes Trainingsprogramm können Sie die Fettverbrennung steigern und den Schwund der Muskelmasse um mehr als die Hälfte reduzieren.

Am wirksamsten ist also offensichtlich eine Doppelstrategie, die sich aus Ausdaueraktivitäten zum Fettverbrennen und kräftigender Gymnastik zum Muskelaufbau zusammensetzt. Die Muskelmasse hilft gleichzeitig dabei, den Stoffwechsel deutlich anzukurbeln, also damit den Grundumsatz zu erhöhen, und verleiht der neuen Figur Form und Kontur.

Fazit: Schlank und fit für immer bleibt nur, wer nach diesem Konzept lebt, also bewusste Ernährung mit der richtigen Bewegung im Alltag kombiniert und beibehält. Ersetzen Sie immer neuen Diätstress und Jo-Jo-Effekt durch ein ganzheitliches Ernährungs- und Bewegungsprogramm.

Für Frauen, die Problemzonen straffere Konturen geben möchten, empfiehlt sich auch ein leichtes Hanteltraining (nach Anleitung). Es gibt im Fachgeschäft Kunststoffhanteln, die man mit Wasser oder Sand füllen kann.

DIE SPIELREGELN DER FIT FOR FUN-DIÄT

In den Rezepten der FIT FOR FUN-Diät stecken jede Menge Genuss und Spaß und dabei gleichzeitig die richtigen Nährstoffe für Fitness und die schlanke Linie. Wer nicht einfach weniger, sondern bewusst anders isst, wird gar nicht merken, dass er auf Diät ist. Und was noch besser ist: Sie können und sollen den neuen schlanken Essstil auf Dauer beibehalten. So wird dem gefürchteten Jo-Jo-Effekt am besten vorgebeugt.

Die FIT FOR FUN-Diät baut auf drei Grundprinzipien auf:

- Fett sparen
- Essen nach der Jahreszeit
- Gesünder und vitaminschonender kochen

Fettsparen – so wird's gemacht

Zum Abnehmen muss vor allem die Fettzufuhr reduziert werden. Streben Sie während der aktiven Abnehmphase deshalb 30 bis 50 Gramm Fett pro Tag an. Zum Gewichthalten sollten jedoch 60 bis 80 Gramm nicht überschritten werden. Frauen müssen sich dabei sogar an den unteren Werten orientieren. Ab Seite 129 finden Sie schmackhafte Rezepte mit genauer Fettangabe, die Sie sich im Baukastenprinzip selbst zusammenstellen können. Sie ermöglichen es Ihnen, die Fettlimits genau einzuhalten.

Um fetten Sachen aus dem Weg gehen zu können, muss man natürlich erst einmal wissen, wo sich der geschmeidige Geschmacksträger überall versteckt. Butter und Margarine, die wir aufs Brot streichen, oder Bratfett zu rationieren, ist dabei noch die einfachste Übung. Wurst, Käse und Quark auf Brot z. B. benötigen keine Fettschicht als Unterlage. Darüber hinaus gibt es viele Küchentricks, um mit wenig

Die in Wurst und Käse versteckten Fette summieren sich rasch: Tee- und Leberwurst bestehen z. B. zu mehr als einem Drittel aus Fett. Auch Fertigback- waren und Knab- bereien enthalten oft beträchtliche Fettmengen.

Fett trotzdem schmackhaft zu kochen. Dennoch sollte man die Substanz nicht grundsätzlich verteufeln, egal ob sie sichtbar oder versteckt ist. Eine Reihe von Lebensmitteln, die zu fast 100 Prozent aus Fett bestehen, sind dennoch ausgesprochen wertvoll: Pflanzenöle etwa steuern für die Gesundheit unerlässliche einfach und mehrfach ungesättigte Fettsäuren sowie das fettlösliche Schutzvitamin E bei. Auch bei fettreichen Fischen wie Makrele, Lachs und Hering sollte man eine Ausnahme machen: Sie enthalten mehrfach ungesättigte Omega-3-Fettsäuren, die das Blut fließfähig und die Blutgefäße gesund erhalten. Fett ist eben nicht gleich Fett!

Die große FIT FOR FUN-Fetttabelle

Gewöhnen Sie sich an, die Angaben zu den Inhaltsstoffen beim Einkauf von verpackten Lebensmitteln sorgfältig zu lesen. Sie werden staunen, wie viele Stoffe in ihnen verarbeitet sind.

Sinnvolles Fettsparen setzt vor allem fundierte Lebensmittelkenntnisse voraus, denn ungefähr die Hälfte des Fetts, das täglich verzehrt wird, stammt aus Lebensmitteln, bei denen man es gar nicht vermuten würde. Damit Sie sich einen Überblick verschaffen können, haben wir für Sie über 350 Lebensmittel aufgelistet – mit ihrem absoluten Fettgehalt und, was im Alltag besonders praktisch ist, dem Fettanteil an der Kalorienmenge in Prozent (alle Werte sind dabei gerundet). Die Liste ist alphabetisch sortiert und nach Lebensmittelgruppen geordnet. Alle Angaben beziehen sich auf 100 Gramm, sofern nicht »Stück« oder »Portion« angegeben ist.

Die Lebensmittelgruppen im Überblick:

- Brot, Gebäck, Getreide
- Fisch und Fischerzeugnisse
- Fleisch, Geflügel, Wurst
- Gemüse, Kräuter, Hülsenfrüchte
- Getränke mit und ohne Alkohol
- Imbiss, Snacks, Fertiggerichte
- Eier und Eierspeisen
- Milch, Milchprodukte, Käse
- Obst und Obstsäfte
- Süßes, Schokolade
- Nüsse, Samen, Knabbereien
- Öle, Speisefette, Saucen

Unter der Lupe – der Fettgehalt

	kcal	Fettanteil (g)	Fettkalorien (%)
Brot, Gebäck, Getreide			
Apfelkuchen, 1 Stück	140	3	22
Baumkuchen, 1 Stück	300	17	51
Bienenstich, 1 Stück	250	14	51
Brötchen, 1 Stück	110	0,9	7
Buchstabenkekse	75	0	0
Butterkekse, 5 Stück	100	5	45
Christstollen, 1 Stück	205	10	44
Cornflakes	360	0,6	2
Croissant, 1 Stück	410	26	59
Dominosteine, 5 Stück	220	8	33
Doppelkeks, schokogefüllt	360	15	38
Eiernudeln, gekocht	145	1	7
Elisenlebkuchen, 3 Stück	495	15	27
Erdbeersahnetorte, 1 Stück	200	10	47
Früchtebrot, 1 Stück	120	2	15
Haferflocken	375	7	17
Honigkuchen, 1 Stück	235	3	12
Käsekuchen, 1 Stück	320	17	48
Kekse, gemischt	460	16	32
Knäckebrot, Roggen	320	1	4
Kokosmakronen	200	8	36
Marmorkuchen, 1 Stück	410	21	48
Mürbeteiggebäck	500	25	47
Müslikekse	100	5	45
Müslimischung mit Nüssen	400	12	27
Naturreis, gekocht	130	0,8	6
Nussecken	490	28	53
Nussprinten, 5 Stück	450	20	40
Pfeffernüsse, 4 Stück	80	0	0
Roggenbrötchen	250	1	4

Wenn Sie selbst Kuchen backen, sollten Sie leichte Biskuit- und Hefeteige mit Obstbelag bevorzugen. Sie enthalten weitaus weniger Fettkalorien als die butterreichen Rühr- und Mürbeteige.

Unter der Lupe – der Fettgehalt

	kcal	Fettanteil (g)	Fettkalorien (%)
Roggenmehl, Type 1150	320	1	4
Roggenvollkornbrot	210	1	5
Sahnetorte, 1 Stück	365	25	62
Salzstangen	350	0,5	1
Sesambrötchen	280	3	11
Schokokekse, gefüllt, 3 Stück	390	24	55
Schwarzwälder Kirsch, 1 Stück	440	20	41
Schwarz-Weiß-Kekse, 5 Stück	180	10	50
Spekulatius, 5 Stück	225	10	40
Spritzgebäck	200	12	54
Toastbrot	270	4	15
Vanillekipferl, 4 Stück	160	8	45
Vollkornbrötchen	230	2	7
Vollkornkekse, 5 Stück	125	5	36
Vollkornnudeln, gekocht	140	2	10
Vollkorntoast	240	3	11
Weizen, Vollkorn	320	2	6
Weizenkleie	190	5	23
Weizenmischbrot	240	1	4
Zimtsterne, 4 Stück	240	8	30
Fisch und Fischerzeugnisse			
Aal, geräuchert	350	29	76
Fischstäbchen, frittiert	210	10	42
Forelle	110	3	23
Hering	250	18	66
Heringsfilet in saurer Sahne	105	5	44
Heringsfilet in Tomatensauce	205	15	68
Heringsstipp	285	27	88
Hummer, ausgelöst	90	2	21
Kabeljau	80	0,4	5

Berüchtigte Dickmacher sind Erdnüsse, Chips und Pralinen, die man gedankenlos vor dem Fernseher knabbert. Frische Gemüsestreifen mit einem Kräuterquark zum Dippen beschäftigen Hände und Zähne genauso gut und liefern außerdem Eiweiß und Vitamine.

Unter der Lupe – der Fettgehalt

	kcal	Fettanteil (g)	Fettkalorien (%)
Krabben	105	2	13
Lachs	220	14	58
Languste	90	1	11
Makrele, geräuchert	240	16	41
Miesmuscheln, ausgelöst	55	1	22
Ölsardinen, Konserve	240	14	55
Rotbarsch	115	4	29
Schellfisch	80	0,1	1
Scholle	80	0,8	9
Scholle, paniert	290	20	63
Seelachs	90	0,8	8
Seezunge	90	1	15
Steinbeißer	95	3	27
Steinbutt	90	2	18
Thunfisch	240	16	60
Thunfisch, Konserve in Öl	300	21	64
Tiefseegarnelen, Konserve	95	1	12
Tintenfisch	80	0,9	11
Tintenfisch, paniert	315	26	78
Zander	90	0,7	7
Fleisch, Geflügel, Wurst			
Bierschinken	180	12	62
Blutwurst	425	39	84
Brathähnchen	350	29	76
Brühwürstchen	250	19	69
Cervelatwurst	485	43	83
Corned beef	155	6	36
Ente, mit Haut	430	43	92
Eisbein	180	11	56
Fleischkäse, gebraten	420	40	89

Wenn Sie gern Fischkonserven zu Salaten oder aufs Brot essen: Wählen Sie in Salz- oder Essiglake eingelegte Sorten. Thunfisch oder Sardinen in Öl sowie Hering in Cremesauce bringen unverhältnismäßig viel Fettkalorien auf den Tisch.

Bei Wurstwaren gilt die Faustregel: je feiner verarbeitet, desto fetter! Tee-, Leberwurst, feine Cervelat sind Spitzenreiter beim Fettgehalt. Leichtere Alternativen: Sülzen, Geflügelwurst, magerer Kochschinken.

Unter der Lupe – der Fettgehalt

	kcal	Fettanteil (g)	Fettkalorien (%)
Fleischwurst	315	27	79
Frankfurter Würstchen	280	24	81
Frikadelle	185	10	49
Gans, mit Haut	390	34	79
Geflügelwurst	265	18	64
Hähnchenbrust	110	1	9
Kalbfleisch, mager	100	0,8	7
Kasseler Aufschnitt	270	18	60
Lachsschinken	320	20	57
Lammkeule	240	19	72
Leberwurst, fein	370	34	85
Mettwurst, streichfähig	395	37	86
Mortadella	365	33	83
Nürnberger Würstchen	290	23	75
Putenbrust	115	1	8
Rehrücken	130	4	25
Rindergulasch mit Sauce	120	5	42
Rinderfilet	120	4	31
Rinderhack	170	9	50
Rinderroulade mit Sauce	175	12	61
Rindersteak mit Kräuterbutter	340	27	72
Schabefleisch (Tatar)	110	3	22
Salami	425	36	79
Schinken, gekocht	215	11	48
Schinken, geräuchert	290	16	51
Schweinefilet	110	2	17
Schweinehack	180	11	57
Schweinekotelett	175	10	52
Schweinekotelett, paniert	250	14	52
Schweineschnitzel	110	2	17
Speck, durchwachsen	400	36	83

Unter der Lupe – der Fettgehalt

	kcal	Fettanteil (g)	Fettkalorien (%)
Sülze	230	17	69
Teewurst	370	33	82
Wachtel	120	2	18
Weißwurst	300	27	85
Wildschwein	120	4	32
Gemüse, Kräuter, Hülsenfrüchte			
Aubergine	15	0,2	11
Austernpilze	10	0,4	34
Blumenkohl	20	0,3	13
Bohnen, grün	35	0,2	5
Bohnen, weiß, getrocknet	300	2	5
Bratkartoffeln	160	8	46
Champignons	15	0,3	19
Chicorée	15	0,2	12
Eichblattsalat	10	0,2	17
Endiviensalat	10	0,2	19
Erbsen, grün	85	0,5	6
Erbsen, Konserve	75	0,4	5
Feldsalat	15	0,4	25
Grünkohl	35	0,9	23
Gurke	10	0,1	8
Kartoffelchips	550	40	68
Kartoffelklöße	100	1	10
Kartoffelkroketten	270	18	62
Kartoffelpuffer	290	19	61
Kohlrabi	25	0,1	4
Kürbis	25	0,1	4
Linsen, Konserve	100	0,4	4
Möhren	30	0,5	16
Ofenkartoffel mit Butter	120	8	67

Hülsenfrüchte haben eine besonders günstige Nährstoffbilanz und sind gut dazu geeignet, Fleisch zu ersetzen. Sie sättigen durch einen hohen Kohlenhydratgehalt, versorgen den Organismus mit Eiweiß und Vitaminen, enthalten reichlich Ballaststoffe und sind außerdem fettarm.

Das unterschätzte Sauerkraut ist ein echter Fitmacher: Es ist nicht nur reich an Vitamin C, sondern es unterstützt durch seinen Gehalt an Milchsäure auch die Darmflora und das Immunsystem.

Unter der Lupe – der Fettgehalt

	kcal	Fettanteil (g)	Fettkalorien (%)
Paprika, rot	32	0,4	12
Petersilie	25	0,4	15
Pfifferlinge	10	0,5	42
Pommes frites	270	13	45
Pommes frites, Ofen	260	10	35
Radicchio	10	0,2	14
Radieschen	15	0,1	7
Rosenkohl	35	0,3	8
Rotkohl	20	0,2	9
Salzkartoffeln	75	0,3	4
Sauerkraut	10	0,2	14
Schnittlauch	30	0,4	24
Sojasprossen	60	1	19
Spargel	20	0,4	22
Spinat	15	0,3	19
Tofu	75	4	54
Tomaten	20	0,2	10
Weißkohl	25	0,2	7
Zitronenmelisse	45	0,6	12
Zucchini	20	0,4	21
Zuckermais, Konserve	90	1	13
Getränke mit und ohne Alkohol			
Apfelsaftschorle	25	0	0
Apfelwein	46	0	0
Bier, Pils	42	0	0
Champagner	72	0	0
Colagetränk	46	0	0
Diätbier	27	0	0
Gemüsesaft	17	0,1	5
Kaffee, schwarz	2	0	0

Unter der Lupe – der Fettgehalt			
	kcal	Fettanteil (g)	Fettkalorien (%)
Kaffee, mit Milch und Zucker	36	0,4	10
Malzbier	52	0	0
Mineralwasser	0	0	0
Multivitaminnektar	47	0,1	2
Rot- und Weißwein	80	0	0
Tee	0	0	0
Tomatensaft	17	0,1	5
Weizenbier	43	0	0
Zitronenlimonade	33	0	0
Imbiss, Snacks, Fertiggerichte			
Big Mäc, 1 Stück	505	26	46
Cheeseburger, 1 Stück	300	13	39
Chefsalat, mit Dressing	310	24	67
Chicken McNuggets, 6 Stück	205	12	53
Croque Monsieur, 1 Stück	280	12	52
Currywurst, Portion	440	35	72
Dönerkebab, Portion	410	15	33
Erbseneintopf mit Wurst	110	6	51
Fischbrötchen, 1 Stück	310	16	46
Frikadelle mit Brot, 1 Stück	300	13	39
Gemüse Mäc, 1 Stück	490	25	46
Gemüse McNuggets	270	17	47
Grillhähnchen, 1 Hälfte	600	35	53
Gulaschsuppe	65	3	45
Hamburger	260	11	38
Hot dog, Portion	350	22	57
Kartoffelsalat	120	5	39
Kartoffelsalat mit Mayonnaise	480	24	45
Linseneintopf mit Wurst	110	1	9
Nasi-Goreng	240	10	39

Ab und zu Pommes oder ein Hamburger sind in Ordnung, solange Sie bei den anderen Mahlzeiten des Tages Vitamine und Mineralstoffe tanken.

Käse verändert während der Reifung seine Zusammensetzung. Um eine gleichbleibende Bezugsgröße zu haben, gibt man den Fettgehalt in Prozent der Trockenmasse an (Fett i. Tr.). Der wirkliche (absolute) Fettgehalt liegt bei allen Sorten niedriger. Ein Schnittkäse mit 50% Fett i. Tr., der etwa zur Hälfte aus Wasser besteht, enthält nur etwa 25 Gramm Fett absolut.

Unter der Lupe – der Fettgehalt

	kcal	Fettanteil (g)	Fettkalorien (%)
Nudelsalat	145	4	28
Salamipizza, 1 großes Stück	585	31	48
Pizzabaguette, 1 Stück	360	17	43
Pommes rot-weiß	320	13	37
Ravioli mit Tomatensauce	90	3	29
Reissalat	130	5	37
Schaschlikspieß, Portion	310	26	75
Spaghetti Bolognese	225	9	35
Wurst-Käse-Salat	330	26	74
Würstchen mit Brot, Portion	360	22	55
Würstchen im Schlafrock, 1 Stück	460	34	67
Eier und Eierspeisen			
Frühstücksei, 1 Stück	90	6	63
Omelett	191	16	80
Rührei	174	14	74
Spiegelei	220	18	77
Milch, Milchprodukte, Käse			
(Prozentangaben bei Käse: Fett in der Trockenmasse)			
Blauschimmelkäse, 50%	360	30	76
Brie, 45%	280	22	72
Butterkäse, 30%	245	15	58
Buttermilch	40	0,5	12
Camembert, 45%	300	22	69
Crème fraîche	290	30	96
Dickmilch, vollfett	65	3	48
Doppelrahmfrischkäse, 60%	350	32	83
Edamer, 40%	330	23	66
Emmentaler, 45%	400	30	69

Unter der Lupe – der Fettgehalt

	kcal	Fettanteil (g)	Fettkalorien (%)
Eiscreme	205	10	45
Fruchtjoghurt	100	3	23
Fruchtjoghurt, mager	70	0,1	1
Früchtequark, mager	100	0,2	2
Gouda, 45%	365	26	72
Harzer Käse, 10%	130	0,7	5
Hüttenkäse, 10%	90	3	30
Joghurteis	140	3	20
Joghurt, fettarm	50	1,5	25
Joghurt, mager	40	0,1	2
Joghurt, vollfett	70	4	47
Kaffeesahne	120	10	79
Kefir, mit Sahne	125	10	74
Kochkäse, 20%	125	6	4
Kondensmilch	115	4	33
Magerquark	75	0,2	3
Milch, 3,5%	70	4	49
Milch, 1,5%	50	1,5	31
Milchspeiseeis	150	4	26
Mozzarella	260	20	72
Parmesan	395	26	61
Raclettekäse, 48%	345	28	75
Roquefort, 52%	380	31	75
Sahnequark, 40%	165	11	64
Sauerrahm (Schmand), 24%	240	24	92
Saure Sahne	120	10	77
Schafskäse, 40%	220	16	68
Schichtkäse, 10%	80	2	23
Schlagsahne, 30%	320	32	93
Schmelzkäse, 30%	220	14	57
Schokomilch	95	2	24

Wem Magerquark eine zu trockene Angelegenheit ist, der kann ihn mit einem kleinen Schuss Mineralwasser und etwas Joghurt cremiger machen. Besonders locker wird das Ganze, wenn man es mit dem Handrührer kurz aufschlägt.

Unter der Lupe – der Fettgehalt

	kcal	Fettanteil (g)	Fettkalorien (%)
Tilsiter, 45%	330	25	72
Ziegenkäse	280	22	72
Obst und Obstsäfte			
Ananas	55	0,2	3
Apfel	55	0,4	7
Apfelsaft	55	0	0
Aprikose	45	0,1	2
Aprikose, getrocknet	250	0,5	2
Avocado	230	24	96
Banane	90	0,2	2
Brombeere	65	1	15
Dattel, getrocknet	280	0,5	2
Erdbeere	33	0,4	11
Feige, getrocknet	240	1	5
Grapefruit	40	0,1	2
Grapefruitsaft	50	0,1	2
Himbeere	35	0,3	8
Kirsche, sauer	55	0,5	8
Kirsche, süß	60	0,3	4
Kiwi	55	0,6	11
Mandarine	45	0,3	6
Mango	60	0,5	8
Nektarine	40	0,1	2
Olive, grün, eingelegt	140	14	91
Olive, schwarz, eingelegt	145	14	86
Orange	40	0,2	4
Orangensaft	45	0,2	4
Papaya	10	0,1	8
Pfirsich	40	0,1	2
Pflaume	50	0,2	4

Experimentieren Sie auch einmal mit exotischen Früchten für Salate oder Desserts. Gerade im Winter, wenn heimische Früchte rar sind, sorgen sie für eine willkommene Abwechslung.

Unter der Lupe – der Fettgehalt

	kcal	Fettanteil (g)	Fettkalorien (%)
Preiselbeeren, Glas, gesüßt	180	0,3	2
Rosinen	280	0,6	2
Wassermelone	40	0,2	5
Weintraube, weiß	70	0,3	4
Süßes, Schokolade			
After Eight, 5 Stück	225	5	29
Ballisto, 1 Stück	210	12	51
Banjo, 1 Stück	170	11	58
Bounty, 1 Stück	145	8	50
Capri, 1 Stück	55	0	0
Cornetto Nuss, 1 Stück	220	14	57
Domino, 1 Stück	135	8	53
Duplo, 1 Stück	100	6	54
Ferrero Rocher, 3 Stück	225	15	60
Fruchtbonbons, 3 Stück	55	0	0
Fruchtzucker	400	11	0
Geleefrüchte, 5 Stück	170	0	0
Gummibärchen, 10 Stück	70	0	0
Hanuta, 1 Stück	120	7	53
Honig	300	0	0
Kandierte Frucht, 1 Stück	125	0	0
Karamellen, 3 Stück	60	0	0
Kaugummi, 1 Stück	12	0	0
Konfitüre	250	0	0
Lakritzkonfekt, 10 Stück	100	0	0
Lakritzschnecken, 3 Stück	135	0	0
Magnum, 1 Stück	295	20	61
Mars, 1 Stück	275	11	36
Marzipan	500	25	47
Milchschokolade	550	32	53

Honig ist zwar gesünder als Zucker. Betrachten Sie ihn trotzdem als Süßigkeit, und dosieren Sie ihn stets sparsam.

Unter der Lupe – der Fettgehalt

	kcal	Fettanteil (g)	Fettkalorien (%)
Milchschokolade mit Nuss	570	36	60
Milky Way, 1 Stück	135	5	33
Mon Chéri, 3 Stück	150	6	36
Müsliriegel	410	19	43
Negerkuss, 2 Stück	180	6	30
Nogger, 1 Stück	270	21	70
Nuss-Nougat-Creme	540	31	53
Nuts, 1 Stück	260	11	38
Pralinen	420	5	12
Snickers, 1 Stück	310	17	49
Traubenzucker	400	11	0
Trüffelpralinen, 3 Stück	210	12	51
Twix, 1 Stück	140	7	45
Weinbrandbohnen, 3 Stück	90	6	60
Weiße Schokolade	530	31	54
Zartbitterschokolade	505	34	63
Zucker	400	11	0
Nüsse, Samen, Knabbereien			
Cashewkerne	590	42	64
Chips	500	32	56
Erdnüsse, geröstet und gesalzen	600	53	82
Erdnussbutter	620	54	80
Erdnussflips	560	35	56
Haselnüsse	680	62	85
Käsegebäck	435	32	66
Kokosnuss	375	37	87
Kräcker	450	14	28
Leinsamen	395	31	73
Macadamianüsse	750	78	93
Mandeln	230	20	81

Nüsse sind wahre Fettbomben, aber auch besonders hochwertige Nahrungsmittel. Sie müssen nicht völlig darauf verzichten, sollten sie aber nur in kleinen Mengen essen. Im Frühstücksmüsli geben sie einen lang anhaltenden Energieschub.

Unter der Lupe – der Fettgehalt

	kcal	Fettanteil (g)	Fettkalorien (%)
Maronen	195	2	9
Paranüsse	700	67	86
Pinienkerne	690	69	90
Pistazien, geröstet und gesalzen	595	50	77
Salzstangen	350	0,5	1
Sesamsamen	590	58	91
Sonnenblumenkerne	605	49	75
Walnusskerne	680	63	85

Öle, Speisefette, Saucen

	kcal	Fettanteil (g)	Fettkalorien (%)
Butter	770	83	100
Curryketchup	185	0,2	1
Distelöl	925	99,5	100
Halbfettmargarine	380	40	98
Gänseschmalz	950	99,5	98
Kokosfett	925	99	100
Maiskeimöl	930	99,9	100
Margarine	745	80	100
Mayonnaise	775	80	96
Olivenöl	925	99,6	100
Pesto	595	57	88
Salatmayonnaise	510	51	93
Sauce béarnaise	460	42	85
Schaschliksauce	67	2	31
Senf	105	6	53
Schweineschmalz	950	99,7	98
Sojasauce	70	0,6	8
Thousand-Islands-Sauce	296	26	82
Tomatenketchup	110	0,3	3
Weizenkeimöl	925	99,5	100
Zigeunersauce	65	1	14

Fertigsaucen und -ketchups enthalten meist zu viel Fett, Salz, Zucker und Konservierungsmittel. Außerdem überziehen sie Speisen mit einem Einheitsgeschmack und übertönen das Eigenaroma der frischen Zutaten. Tipps für abwechslungsreiche Dressings finden Sie auf Seite 118ff.

Wie Sie die Tabelle interpretieren

Warum zwei verschiedene Fettangaben? Der absolute Fettgehalt besagt ganz einfach, wie hoch der Fettanteil eines Lebensmittels in Bezug auf sein Gewicht ist. Der Wert gibt also an, wie viel Gramm Fett pro 100 Gramm enthalten sind. Butterkekse enthalten beispielsweise 11 Gramm Fett pro 100 Gramm. Wenn Sie 50 Gramm Butterkekse essen, haben Sie also fünfeinhalb Gramm Fett zu sich genommen. Diese Angaben erleichtern es Ihnen, Ihr persönliches Fettkonto zu führen und die angegebenen Tagesrichtwerte einzuhalten.

Die Fettkalorien in Prozent dagegen besagen, wie hoch der Fettanteil in Prozent in Bezug auf die Gesamtkalorien eines Lebensmittels ist. Der Kaloriengehalt setzt sich bei allen Lebensmitteln zusammen aus Kohlenhydratkalorien, Eiweißkalorien, Fett- und Alkoholkalorien. Dabei fallen die Fettkalorien am stärksten ins Gewicht, da ein Gramm Fett ca. neun Kilokalorien entspricht, ein Gramm Eiweiß oder Kohlenhydrate jedoch nur etwa vier Kilokalorien.

Knausern Sie mit den Fettprozenten

Günstig sind Lebensmittel, bei denen der Fettkalorienanteil nicht über 30 Prozent hinausgeht. Schlagsahne z.B. enthält etwa 32 Gramm Fett pro 100 Gramm. Prozentual macht das Fett jedoch über 90 Prozent der Kalorien aus. Dieser Wert ermöglicht es Ihnen also, auf einen Blick die Fettkonzentration des betreffenden Lebensmittels zu erfassen. Bevorzugen Sie diejenigen mit einem günstigen Quotienten.

Die Kalorien sind nur die halbe Wahrheit

Viele kalorienreiche Lebensmittel schneiden danach nämlich trotzdem ganz gut ab, weil bei ihnen eben der Hauptanteil aus Kohlenhydrat- oder Eiweißkalorien stammt. Beispiel: 100 Gramm Haferflocken enthalten zwar 375 Kilokalorien, also relativ viel, aber nur knapp 18 Prozent Fettkalorien. Weil eben hauptsächlich Kohlenhydrate und etwas pflanzliches Eiweiß drinstecken.

Natürlich kombinieren wir in der täglichen Ernährung fettarme und fettreiche Lebensmittel. Trotzdem: Wer nur Produkte mit 40 Prozent und mehr Fettkalorien futtert, schafft die fitness- und figurfreundliche 30 Prozentgrenze kaum. Und die 24 Prozent Fettkalorien im Schnittlauch sollten Sie weniger beunruhigen als die 45 Prozent

Wenn Sie sich eine Zeit lang mit den Fettkalorien der verschiedenen Nahrungsmittel beschäftigt haben, wissen Sie schnell, was zu Ihrer Fit-Ernährung passt und was nicht. Komplizierte Berechnungen und Tagespläne können Sie vergessen.

Fettkalorien in Pommes frites. Schließlich ist Schnittlauch kalorientechnisch ein Leichtgewicht, und Sie essen in der Regel nur wenige Gramm davon. Eine Portion Pommes frites dagegen haben gleich 150 Gramm. Beziehen Sie also die Menge, die Sie von einem Lebensmittel zu sich nehmen, in die Beurteilung mit ein.

Die kleinen Tricks der leichten Küche

Der erste Schritt zur neuen Ernährung heißt natürlich: fettreiche Lebensmittel meiden. Mit Hilfe des absoluten Fettgehalts können Sie die tägliche Fettzufuhr gut kontrollieren.

Wenn Sie zusätzlich folgende Tipps beherzigen, fällt es Ihnen noch leichter, sich fettarm zu ernähren:

● **Dünsten statt braten** Fisch am besten gedünstet, pochiert oder gegrillt verzehren. So bleibt er fettarm und doch schmackhaft. Eine weitere fettsparende Möglichkeit: in Pergamentpapier gewickelt im Backofen garen.

● **Kaltes Fett schwimmt oben** Flüssige fetthaltige Speisen wie Brühe, Saucen und Eintöpfe über Nacht abkühlen lassen und das erstarrte Fett von der Oberfläche abnehmen.

● **Wok statt Pfanne** Kochen Sie chinesisch. Im Wok, dem Universalgerät der Asienküche, gart alles knackig frisch und ohne viel Fett.

● **Schokolade lieber flüssig** Kakao enthält weniger Fett als Schokolade und dafür mehr Kalzium. Wahre Genießer löffeln den Kakao, damit sie mehr vom Schokoerlebnis haben.

● **Thunfisch nur aus dem Wasser** Thunfisch schmeckt vorzüglich, ist mineralstoffreich und enthält viel wertvolles Eiweiß. Die ideale Ergänzung zu Brot und Salat oder als Pizzabelag, vor allem, wenn er in Wasser konserviert statt in Öl eingelegt ist.

● **Brühe als Basis** Statt Gemüse in Öl anzubraten, können Sie es auch in Brühe dünsten. Besonders intensiv schmeckt beispielsweise selbst gemachte Gemüsebrühe mit in einer Pfanne ohne Fett gerösteten Zwiebeln und Knoblauch.

● **Dämpfen dämpft den Fettverbrauch** Bei dieser Kochtechnik werden die Zutaten völlig ohne Zuhilfenahme von Fett im Wasserdampf gegart. Besorgen Sie sich Dämpfeinsätze für Ihre Töpfe.

Küchenprofis entfetten Brühen und Saucenfonds auch mit dieser Schnellmethode: Eiswürfel werden in ein sauberes Küchentuch gepackt und die Enden fest zusammengedreht. Mit der eisigen Unterseite des Beutels fährt man zügig über die Oberfläche der Brühe, wobei das erstarrte Fett am Küchentuch hängen bleibt.

Weiße oder rote Weintrauben, ob auf Kuchen oder im Müsli, geben dem Ganzen eine frische Note und liefern außerdem viele Vitamine.

Leicht und fein statt schwer und fett

Torte muss nicht Sünde sein

Zu Beginn einer Ernährungsumstellung lohnt es sich, die Butter (250 Gramm) in 25-Gramm-Portionen aufzuteilen. So können Sie besser kontrollieren, wie viel Sie täglich verzehren.

Eine mit frischen Früchten belegte Torte ist kein Verstoß gegen die guten Diätsitten, sondern ein leichter, vitaminhaltiger Kohlenhydratsnack. Wenn Sie selbst backen, nehmen Sie eine kleine Form, schneiden Sie kleine Stücke. So hat Ihr Stück Kuchen oder Torte nur halb so viele Kalorien wie das beim Konditor gekaufte Naschwerk.

Nicht so dick auftragen

Halten Sie die Butter streichfähig. Nehmen Sie sie rechtzeitig vor der Mahlzeit aus dem Kühlschrank. Weich lässt sie sich sparsamer verteilen. Harte Butter wird automatisch dicker aufgetragen.

Frühstücksmüsli selbst mischen

Fertigmüslis müssen nicht sein. Verzichten Sie auf gesüßte Mischungen mit vielen Nüssen, Schokostückchen und reichlich Trockenfrüchten. Mischen Sie besser Vollkornflocken pur, aus Hafer oder Weizen, mit wenig Trockenfrüchten, und geben Sie viel frisches Obst dazu. Mit Joghurt anrühren. Zucker ist unnötig.

Bratkartoffeln – nein danke

100 Gramm Pommes frites enthalten zwischen 6 und 15 Gramm Fett, Bratkartoffeln schlagen mit bis zu 20 und Kartoffelchips sogar mit satten 40 Gramm Fett zu B(a)uche. Also Kartoffeln nur gekocht, am besten als Pellkartoffeln oder in der Schale als Folienkartoffeln, genießen. Auf diese Weise zubereitet sind sie praktisch fettfrei und haben auch die meisten Vitamine.

Auf fettige Brösel verzichten

Kotelett ist erlaubt, doch kein paniertes. Die Panade an Schnitzel, Kotelett oder Bratfisch saugt Fett auf wie Löschpapier. Schlankheitsbewusste ziehen mit wenig Fett Gegrilltes oder Gebratenes à la nature vor. Meist reicht es, die Grillfläche dünn mit Fett zu bepinseln oder einen Teelöffel Öl in einer beschichteten Pfanne zu verteilen.

Frittierfett hoch erhitzen

Frittiertes ja, aber nur selten und wenn die richtige Temperatur eingehalten wird. Bei Temperaturen unter 140 °C saugen Pommes & Co. besonders viel Fett auf. Gegebenenfalls anschließend auf Küchenpapier gut abtropfen lassen.

Schmeckt gar nicht verwässert

Mit kohlensäurehaltigem Mineralwasser cremig gerührter Magerquark ist locker und leicht. Schmeckt fast genauso gut wie Sahnequark und spart erheblich Fett. Im Supermarkt werden auch Quarksorten mit extrem niedrigem Fettgehalt angeboten, die durch eine spezielle Rührtechnik besonders luftig geschlagen wurden.

Kein Schnäpschen danach

Der berühmte Schnaps nach fettem Essen ist keineswegs ein Fettkiller – im Gegenteil: Der Alkohol fördert sogar die Fettverdauung, indem er die fettspaltenden Verdauungsenzyme bei ihrer Arbeit unterstützt. So kann der Körper das Fett noch viel besser nutzen. Entweder, indem er es in Energie umwandelt. Oder, indem er als Energiespeicher Fettdepots anlegt. Ein Gläschen in Ehren darf es trotzdem sein, denn nach einem gelegentlichen fettreichen Mahl fördert Alkohol durchaus die Verträglichkeit des Essens.

Legen Sie sich eine gute beschichtete oder eine Grillpfanne mit geriffeltem Boden zu. Darin kann man weitaus fettärmer braten als in herkömmlichen Pfannen. Sie müssen nur darauf achten, die Beschichtung nicht durch scharfkantige Löffel oder Wender zu zerkratzen.

Salat nicht in Öl ertränken

Pflanzenöle reichern jeden Salat mit wichtigen Fettsäuren und Vitamin E an, aber bitte nicht einfach aus der Flasche, sondern dosiert zugeben. Einem Teelöffel entsprechen etwa fünf Gramm, einem Esslöffel etwa zwölf Gramm Öl. Und wie Sie aus der großen Fetttabelle ersehen können, ist das pures Fett. Bei angestrebten 30 bis 50 Gramm Fett pro Tag sollten Sie also unbedingt mit dem Teelöffel dosieren.

Businesslunch auf leichte Art

Die italienische Küche bietet als Vorspeise Gemüseantipasti, zum Hauptgang gegrillten Fisch mit Salat, die asiatische Küche glänzt mit Sushi oder Gerichten aus dem Wok. All das ist fettarm und vitaminreich. Steuern Sie Ihre Geschäftsfreunde unmerklich an der gutbürgerlichen Küche vorbei.

Nicht an Gewürzen sparen

Butter, Öl und Sahne sind auch Geschmacksträger, die das Aroma der Speisen unterstreichen. Verwenden Sie stattdessen reichlich frische Kräuter und Gewürze. Sie werden ganz neue Geschmacksnuancen erfahren. Auch Essig, Senf, Sojasauce, Chutney, getrocknete Pilze und (ölfreie) getrocknete Tomaten sind fettarme, aber zugleich intensive Aromaspender.

Wenn die Sahne doch mal unverzichtbar ist: Für viele Gerichte eignet sich die fettärmere saure Sahne ebenso gut wie Crème fraîche oder Schlagsahne. Sie darf erst ganz zum Schluss zugegeben werden, weil sie sonst beim Kochen ausflockt.

Pürieren statt legieren

Sahne adieu! Zum Andicken von Saucen, Suppen und Desserts können Sie gekochte Kartoffeln, Tomatenfleisch oder Bananen pürieren und unterziehen. In Salatdressings schmecken pürierte Früchte hervorragend. Probieren Sie es doch mal mit Himbeeressig, Honig, Senf und einer pürierten Orange.

Essen nach der Jahreszeit

Fitnessküche fängt beim Einkauf an. Wenn Sie keinen eigenen Garten haben, müssen Sie natürlich kaufen, was Sie auf dem Markt und im Laden bekommen. Egal, wo Sie Ihre Besorgungen machen, orientieren Sie sich an der Jahreszeit. Obst und Gemüse schmecken dann am besten und enthalten die meisten Nährstoffe, wenn sie Saison haben. Damit Sie auch in den Genuss der wertvollen Inhaltsstoffe kommen, lassen Sie Grünzeug, Salate und Früchte nicht lang herumliegen. Deshalb am besten mehrmals wöchentlich frisch einkaufen. Produkte der Region haben meist kürzere Transportwege und können reifer geerntet werden. Das wirkt sich natürlich deutlich auf Geschmack und Nährwert aus. Falsche Lagertemperaturen, zu langes Lagern und zu lange Zubereitungszeiten können bei Obst und Gemüse zu erheblichen Vitaminverlusten führen.

In vielen Regionen kann man nach der Saison zusammengestellte Biogemüsekisten abonnieren, die einmal wöchentlich frei Haus geliefert werden.

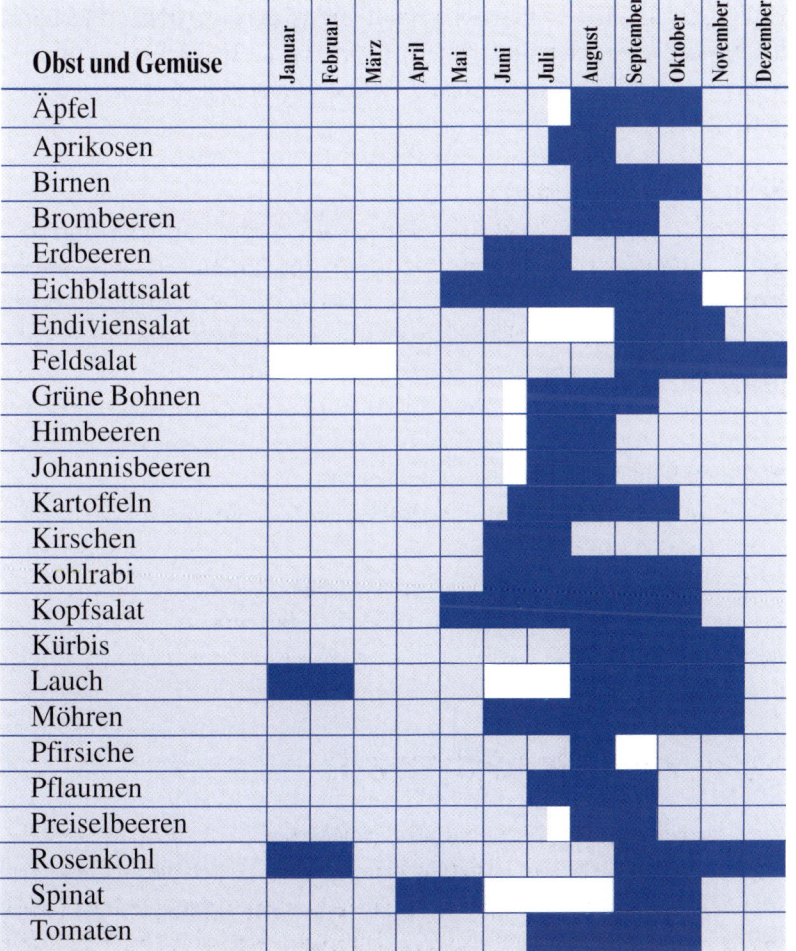

Der Saisonkalender zeigt Ihnen, wann Sie beim einheimischen Obst und Gemüse zugreifen sollten.

☐ *Geringeres Angebot, höhere Preise*

■ *Starkes Angebot, günstigere Preise*

Tiefgekühltes erweitert das Angebot

Unser einheimisches Lebensmittelangebot versorgt uns rund ums Jahr mit vitamin- und mineralstoffreichen Fitmachern. Gewisse jahreszeitliche Engpässe dürfen Sie natürlich durchaus mit exotischem Obst und Südfrüchten überbrücken, die dann in ihrer Heimat Saison haben. Aber Erdbeeren und Spargel um die Weihnachtszeit – das muss wirklich nicht sein!

Frische das ganze Jahr über bietet zusätzlich das Tiefkühlsortiment. Frisches Gemüse der Jahreszeit wird praktisch unmittelbar nach der Ernte schockgefrostet und ist so oft vitaminreicher als manches überlagerte Gemüseangebot aus dem Supermarkt. Außerdem hilft es, bei der Zubereitung Zeit zu sparen.

Ein günstiger Zeitpunkt für eine Ernährungsumstellung ergibt sich oft nach Festtagen wie Weihnachten oder Ostern. Man ist so überfüttert mit süßen und fetten Speisen, dass man es kaum als Verzicht empfindet, die klassischen Dickmacher wegzulassen.

Verbieten Sie sich nichts

Bei herkömmlichen Schlankheitsdiäten heißt es oft: Du darfst dies nicht, du darfst jenes nicht ... Wie wir aber wissen, gewinnt gerade das, was nicht erlaubt ist, an Reiz. Wer sich vornimmt, keine Schokolade mehr zu essen, denkt von diesem Moment an öfter denn je an die süße Versuchung. Andererseits verlieren auch Lieblingsspeisen ihre Attraktivität, wenn wir sie täglich serviert bekommen.

Wie Sie Naschgelüste überlisten

Vielleicht ist es für Sie eine heilsame Übung, bevor Sie mit der Diät beginnen, eine Antischokokur durchzuführen: Wofür würden Sie alles andere stehen und liegen lassen? Ist es Schokolade, Eiscreme oder Sahnetorte? Ab sofort haben Sie die Pflicht, davon täglich eine stattliche Portion zu verdrücken. Sagen wir: eine Tafel Schokolade, eine Familienpackung Eis und mindestens ein Stück Sahnetorte. O Gott, denken Sie – so soll ich abnehmen? Im Ernst: Diese Therapie ist ausgesprochen erfolgreich. Sobald sich das Vergnügen in eine Pflicht verwandelt, wandelt sich auch das Verlangen in Ablehnung.

Lassen Sie sich ruhig für diesen Effekt ein bis zwei Wochen lang Zeit. Der Ernährungspsychologe Prof. Dr. Volker Pudel wendet diesen Trick im Zusammenhang mit Ernährungsumstellung und Gruppentraining bei Fettsucht an. Versuchen Sie es: Danach wird Ihr »Triggerfood« – so nennen die Amerikaner die Lebensmittel, von denen man partout nicht lassen kann – seine magische Wirkung verlieren.

Fünfmal täglich Frisches essen

Einmal mehr wird deutlich: Die gesunde Mischung macht's. Beschäftigen Sie sich also nicht ständig mit dem, was Sie nicht essen sollten. Kosten Sie lieber aus, was Sie gern und mit Genuss essen dürfen. Sie werden feststellen, dass diese Positivliste von Lebensmitteln, die Sie häufiger essen sollten, weitaus umfangreicher ist als die gerade bei Diäten oftmals befürchteten Einschränkungen.

Amerikanische Ärzte haben z. B. die Regel »Five a day« aufgestellt. Dahinter steckt die Empfehlung, am besten täglich fünf Obst- und Gemüseportionen einzuplanen. Das kann beispielsweise morgens mit einem Früchtemüsli beginnen, dann eine Frucht als Zwischenmahlzeit, mittags eine Salatportion, nachmittags ein Rohkostteller und abends eine üppige Gemüsebeilage.

Je bunter Ihre Obst- und Gemüseauswahl ist, desto größer ist auch die Vielfalt der gesundheitsschützenden bioaktiven Pflanzenstoffe.

Wer sich gesund ernährt, ohne sich zu kasteien, ist vor mitternächtlichen Überfällen auf den Kühlschrank eigentlich gefeiht und darf durchaus auch mal kleine Naschsünden begehen.

Gemüse in den Ampelfarben

Stellen Sie an Ihrem Arbeitsplatz eine Obst- und Gemüseschale auf, aus der Sie sich zwischendurch bedienen können, wenn Sie hungrig werden. Das ist gesünder als noch eine Tasse Kaffee, ein Schokoriegel oder andere Snacks.

Eine weitere Regel lautet, sich nach den Ampelfarben zu ernähren. In grünen, gelben, roten Früchten und Gemüsen stecken besonders viele gesundheitsfördernde Stoffe, die eine optimale Schutzwirkung für den Körper versprechen. Also achten Sie auf eine möglichst vielfältige Versorgung mit den verschiedenfarbigen Früchten der Natur. Wenn Sie sich an die Empfehlungen für eine gesunde Ernährung halten, essen Sie mehr als zuvor, nur eben anders.

Der Aufbau des gesunden Speiseplans

Die Foodpyramide

Auf einen Blick: Was unten ist, dürfen wir nach Herzenslust genießen. Je weiter man zur Pyramidenspitze kommt, desto sparsamer sollten wir mit diesen Lebensmitteln umgehen. Innerhalb der einzelnen Stufen und Segmente der Foodpyramide gibt es natürlich noch Unterschiede. So sollten wir bei den Getreideprodukten die aus vollem Korn und beim Käse die Sorten mit weniger Fett bevorzugen.

Treiben Sie es nicht auf die Spitze! Aber wenn die Basis Ihrer Ernährung stimmt, wird gesundes Essen zum Vergnügen.

Kohlenhydrate bilden die Basis

Das amerikanische Modell der Foodpyramide zeigt auf einen Blick, um was es geht: Die Basis für den gesundheitsbewussten Esser sind Getreideerzeugnisse wie Brot, Nudeln, Reis, Müsli und zuckerarme Frühstücksprodukte wie Cornflakes, am besten als Vollkornvariante. Sie sollten den größten Teil der täglichen Nahrung ausmachen, denn sie enthalten kaum Fett, dafür aber viele wertvolle Kohlenhydrate und Ballaststoffe.

Gemüse, Kartoffeln, Salat und Obst stehen an zweiter Stelle der empfohlenen Lebensmittel. Sie liefern Vitamine und andere wichtige Schutzstoffe, die unsere Abwehrkräfte stärken. Milchprodukte, Fleisch, Fisch und Geflügel gehören zwar zu einer ausgewogenen Ernährung, sollten jedoch bloß Ergänzung sein.

Viele fertige Frühstücksprodukte auf Getreidebasis haben einen hohen Zuckergehalt. Wer sich beim Süßen einschränken möchte, sollte pure Getreideflocken mit frischem Obst kombinieren.

Auch die Zubereitung ist entscheidend

An der Spitze der Pyramide stehen Öl, Butter und andere fettreiche Lebensmittel. Sie sollten nur ganz sparsam genossen werden. Wer sich an diese Regeln hält, dürfte eigentlich keine Gewichtsprobleme haben. Bei vielen Lebensmitteln entscheidet auch die Zubereitung über Fettgehalt und Fitnessfaktor. Wählen Sie Pellkartoffeln statt Pommes und Obstkuchen (ohne Sahne) statt Buttercremetorte. Auf letztere werden Sie wahrscheinlich sowieso bald keinen Appetit mehr haben, wenn Sie die empfohlenen Getreide-, Obst- und Gemüseportionen verdrücken, die wir Ihnen ans Herz legen.

Was Sie am besten täglich essen sollten

Für folgende Lebensmittel geben wir in der FIT FOR FUN-Diät grünes Licht. Sie sollten so oft wie möglich auf dem Speiseplan stehen, weil sie neben einer sehr hohen Nährstoffdichte an Vitaminen und Mineralstoffen auch noch gesundheitsfördernde sekundäre Pflanzenstoffe enthalten.

Gemüse
• *Brokkoli:* enthält Vitamine, Mineralstoffe und bioaktive Pflanzenstoffe; gilt als essbarer Krebsschutz
• *Tomaten:* enthalten Kalium und Lykopin; der rote Farbstoff der Tomate ist ein noch wirksamerer Zellschutzstoff als Beta-Karotin

Blattsalate gibt es inzwischen in großer Vielfalt auf dem Markt. Außer Kopf-, Eisberg- und Endiviensalat erhalten Sie auch Radicchio, Feld-, Eichblatt- oder Bataviasalat, um nur einige zu nennen. Das erlaubt vielfältige neue Salatvariationen.

- *Feldsalat:* enthält Vitamine, Eisen und Magnesium
- *Erbsen:* enthalten Eisen, Kalium, Kupfer, Eiweiß und B-Vitamine für starke Nerven
- *Sauerkraut:* enthält Vitamin C, Milchsäure sowie Ballaststoffe für einen aktiven und gesunden Darm

Obst

- *Äpfel:* enthalten Kalium, Pektin und Pflanzenschutzstoffe
- *Zitrusfrüchte:* enthalten Vitamin C und Bioflavonoide für ein starkes Immunsystem
- *Beerenfrüchte:* enthalten Vitamin C, Karotinoide, Eisen und Pektin
- *Kirschen:* enthalten Vitamine, Mineral- und Pflanzenschutzstoffe
- *Bananen:* enthalten Stärke, Kalium, Magnesium und B-Vitamine; nach wie vor die Superzwischenmahlzeit schlechthin

Fleisch und Fisch

- *Hähnchen- und Putenbrust:* enthalten viel Eiweiß und wenig Fett; reich an Mineralstoffen und B-Vitaminen
- *Hering und Makrele*: enthalten Vitamin D, Omega-3-Fettsäuren, Selen, Zink und Jod

Den frischesten Fisch erhält man direkt an der Küste. Landratten bekommen beispielsweise auf Wochenmärkten qualitativ hochwertige Ware. Auch Tiefkühlprodukte sind eine Alternative.

Körner und Kerne

- *Hafer:* enthält Eiweiß, Vitamin E, Magnesium, Zink und cholesterinsenkende Ballaststoffe
- *Roggen:* enthält B-Vitamine, Ballaststoffe und Pflanzenschutzstoffe gegen Darmkrebs
- *Weizen:* enthält B-Vitamine, Magnesium und Ballaststoffe
- *Amaranth:* enthält Mineralstoffe, Eiweiß und Eisen
- *Sesam:* enthält Kalzium, Eisen, Eiweiß, Magnesium und Zink

Milchprodukte

- *Naturjoghurt:* enthält Kalzium, Eiweiß und Milchsäurebakterien, die den Darm gesund erhalten
- *Buttermilch:* enthält Kalzium, Eiweiß und Milchsäure und ist dabei ausgesprochen fettarm
- *Magerquark:* weist ein optimales Protein-Fett-Verhältnis auf
- *Bergkäse:* enthält Kalzium, Zink, B-Vitamine und Eiweiß; der Käse mit den Toppwerten

Getränke

- *Grüner und schwarzer Tee:* enthalten antioxidative Polyphenole, also Pflanzenschutzstoffe, die vor Herz-Kreislauf-Problemen und Krebserkrankungen schützen
- *Mineralwasser:* enthält Mineralstoffe und Spurenelemente (man sollte magnesium- und hydrogenkarbonatreiches bevorzugen); Flüssigkeit zum kalorientechnischen Nulltarif
- *Orangensaft:* enthält Vitamin C und Bioflavonoide
- *Rotwein:* enthält Polyphenole, also Pflanzenschutzstoffe, die vor Herz-Kreislauf-Erkrankungen schützen (nur in Maßen trinken!)

Probieren Sie auch mal Hirse, die ein Grundnahrungsmittel der afrikanischen Völker darstellt. Sie eignet sich sowohl für süße als auch für pikante Gerichte und ist ebenso schnell und leicht zuzubereiten wie Reis. Hirse enthält viele fettlösliche Vitamine, Eiweiß, Mineralstoffe und Spurenelemente.

Nährstoffe geschickt ausbalancieren

Jedes einzelne Lebensmittel, das wir essen, kann man in seine Einzelteile zerlegen. Diese Bausteine spielen in unserem Stoffwechsel ganz bestimmte Rollen. Wenn wir Hunger oder bloß Appetit bekommen, machen wir uns meistens nur wenig Gedanken über das, was wir da zu uns nehmen. Oft greifen wir zum Erstbesten, was wir kriegen können. Unser Körper aber benötigt eine Vielfalt unterschiedlicher Nährstoffe, um optimal zu funktionieren.

Wer sich nach der **FIT FOR FUN-Diät** ernährt, braucht keinen Nährstoffmangel zu befürchten. Alle Vitamine, Mineral- und Ballaststoffe sind in ausreichender Menge und idealer Kombination enthalten.

Die Bausteine gesunder Ernährung

Kohlenhydrate und Fette Aus diesen beiden Substanzen gewinnt der Körper hauptsächlich die Energie für die Aufrechterhaltung aller Stoffwechselfunktionen und seiner Arbeitsleistungen.

Eiweiß bzw. Protein Dieser Stoff wird ebenfalls zur Energiegewinnung herangezogen, erfüllt aber hauptsächlich andere Aufgaben: Er fungiert als Bausubstanz für Zellen, Enzyme und bestimmte Hormone. Als Hauptbestandteil der Muskeln formt Eiweiß unseren Körper.

Mineralstoffe wie Kalzium und Magnesium Sie gehören ebenfalls zu den Körperbausteinen. Ohne Kalzium (Hauptquelle: Milchprodukte) kann keine Knochensubstanz gebildet werden. Magnesium ist ein Hochleistungselement im Stoffwechsel und aktiviert über 300 Enzyme.

Vitamine und Spurenelemente Sie steuern in vielfältiger Weise den Stoffwechsel und sind Schutzstoffe für den Körper. Die wichtigsten: Beta-Karotin (eine Vorstufe von Vitamin A), Vitamin C und E sowie die Spurenelemente Selen und Zink. Die B-Vitamine sind als Koenzymbestandteile an wichtigen Stoffwechselvorgängen beteiligt.

Ballaststoffe Diese unverdaulichen Nahrungsbestandteile spielen eine große Rolle für Hunger und Sättigung. Sie regen die Darmtätigkeit an, sorgen also für eine gesunde Verdauung. Im Zucker- und Fettstoffwechsel haben sie wichtige regulierende Funktionen.

Wasser Das so häufig unterschätzte Nass ist Hauptbestandteil des Körpers und somit unverzichtbares Bauelement. Wasser ist aber auch Medium für den Stofftransport in der Blutflüssigkeit. Außerdem ist es das wichtigste Instrument für die Wärmeregulierung – beim Schwitzen spürt man das am deutlichsten. Genügend Flüssigkeit ist Voraussetzung für gesunde Körperfunktionen insgesamt.

Was die Diät zusätzlich unterstützt

Das Ernährungstagebuch – schreiben Sie sich schlank

Damit ist nicht der Kalorienverbrauch beim Verfassen eines Briefs gemeint, sondern das Führen eines so genannten Ernährungstagebuchs. Es ist bestens als Hilfsmittel für die Ernährungsumstellung geeignet. Notieren Sie alles, was Sie essen und trinken sowie den Zeitpunkt und eventuell Essanlässe und Stimmungen. Führen Sie solch ein Tagebuch für etwa ein bis zwei Wochen.

So lernen Sie Ihre Vorlieben und Schwächen besser kennen und beginnen automatisch, bewusster zu essen. Sie können außerdem erfahren, in welchen Stimmungen Sie sich verstärkt mit Essen trösten und was der Auslöser für unkontrolliertes Futtern sein könnte. Vergleichen Sie Ihre Eintragungen auch mit den Lebensmittelempfehlungen der Foodpyramide und der Hitliste der gesündesten Lebensmittel. Mit einem sorgfältig geführten Essprotokoll können Sie auch anhand der FIT FOR FUN-Fetttabelle auf Seite 81ff. überprüfen, wie viel Fett Sie gegessen haben und wo Ihre persönlichen Fettfallen liegen.

Nehmen Sie Ihr Ernährungstagebuch am besten immer mit. Übergewichtige neigen oft dazu, tagsüber vom Probierhäppchen im Supermarkt bis hin zur angebotenen Praline im Kollegenkreis alles Mögliche völlig gedankenlos zu verspeisen.

So führen Sie Ihre Essprotokolle

Nehmen Sie für jeden Tag ein Blatt Papier, und teilen Sie es wie folgt ein:

Tagesmahlzeit	Lebensmittel	Verzehrte Menge	Essanlass, Stimmung
Z. B. Frühstück	Brötchen	1 Stück	Kein Appetit,
	Butter	1 Teelöffel	Hektik
	Honig	1 Teelöffel	
	Kaffee, schwarz	2 Tassen	

Wichtig Beschreiben Sie die Lebensmittel so genau wie möglich, z. B. Kaffee schwarz oder mit Milch und Zucker, Vollkornbrot, Käse oder Joghurt mit Angabe der Fettprozente. Sie lernen auch etwas über die verzehrten Lebensmittel, wenn Sie sich die Packungen genauer anschauen. Bei den Mengenangaben genügt Stück, Scheibe, Teller, Tasse, Tee-, Esslöffel etc.

Die Portionsgrößen geben Ihnen einen Anhaltspunkt, wie viel eine normale Portion eines bestimmten Lebensmittels in etwa wiegt. Diese Werte helfen Ihnen, Ihre Kalorien- oder Fettaufnahme zu berechnen.

Die wichtigsten Portionsgrößen im Überblick

Nahrungsmittel	1 Portion
• Kartoffeln	250 g
• Bier	250 g
• Gemüse, Pilze	200 g
• Milch	200 g
• Obst	150 g
• Joghurt, Süßspeisen	150 g
• Konserven, Suppen	150 g
• Frikadelle	150 g
• Fisch, Geflügel, Fleisch	100 g
• Fertigsalate	100 g
• Sprossen, Hülsenfrüchte	75 g
• Nudeln	60 g
• Eier	60 g
• Brot, Gebäck, Mehl, Körner, Flocken	50 g
• Quark	50 g
• Krabben, Kaviar	50 g
• Trockenfrüchte	35 g
• Nüsse, Kekse	30 g
• Sahne, Käse, Wurst	30 g
• Brotaufstriche, Süßwaren	20 g
• Keime, Kleie	15 g
• Fette, Öle, frische Kräuter	10 g

Maßeinheit	Gewicht
1 Esslöffel Öl, Butter, Margarine	10 g
1 Teelöffel Öl, Butter, Margarine	4 g
1 Würfel Kokosfett	25 g
1 Esslöffel Mayonnaise	12 g
1 Esslöffel flüssige Sahne	15 g
1 Esslöffel geschlagene Sahne	20 g
1 Scheibe Käse	30 g
1 Scheibe Wurst	20–25 g

Lenken Sie sich nicht beim Essen ab

Achten Sie zusätzlich darauf, ob Sie über den Tag verteilt richtig essen und trinken. Und noch ein ganz wichtiger Ratschlag: Essen Sie niemals nebenbei! Lenken Sie sich während des Essens nicht ab, z. B. durch Fernsehen oder Zeitunglesen. Oft merken Sie dann gar nicht, dass Sie schon satt sind. Gewöhnen Sie sich an ein festes Essritual. Setzen Sie sich zum Essen hin, und nehmen Sie sich Zeit dafür. Was im Stehen gegessen wird, registriert man oft gar nicht als richtige Nahrungsaufnahme. Ein ganz einfacher, aber wirkungsvoller Trick: Schauen Sie sich jeden Bissen gut an, bevor Sie ihn in Ihrem Mund verschwinden lassen.

Auch durch bewusst gründliches Kauen stellt sich ein Sättigungsgefühl früher ein. Eine gesunde Fit-Kost mit knackigem Gemüse und kernigem Getreide gibt Ihren Zähnen außerdem sehr viel mehr zu tun als verkochte Fertiggerichte.

Move your body

Die zweite Säule des FIT FOR FUN-Schlankheitsprogramms ist das deutliche Ankurbeln der körperlichen Aktivität. Gesünder essen und bewusst bewegen lässt sich im Alltag oft gut miteinander kombinieren. Erledigen Sie beispielsweise Ihre Einkäufe mit dem Rad, oder gehen Sie abends zu Fuß zum Lieblingsitaliener, statt mit dem Auto zu fahren. Und last but not least kostet auch Küchenarbeit Energie. Andererseits sollte der Arbeitsaufwand beim Kochen nicht derart hoch sein, dass keine Zeit mehr für Ihr Fitnessprogramm bleibt. Deswegen finden Sie im Rezeptteil (siehe Seite 129ff.) vor allem auch einfache und schnelle Gerichte.

Sport muss vor allem Spaß machen

Wir empfehlen als fettverbrennende Sportaktivitäten für Einsteiger Radfahren, Laufen und Schwimmen. Sehr kreislauf- und gelenkschonend ist auch Walken. Denn schon zügiges Gehen über die richtige Distanz hilft dem Fettstoffwechsel auf die Sprünge. Setzen Sie sich folgendes Ziel: 30 bis 40 Minuten mindestens dreimal in der Woche. Aber am Anfang langsam angehen lassen! Und bedenken Sie: Auch wenn es noch so wenig ist, jede Bewegung ist besser als keine. Spaziergänge am Strand, Federballspielen und alles, was Ihnen Spaß machen könnte, bringt ebenfalls wertvolle Punkte auf Ihrer Kalorienbilanz!

Vielleicht ist für Sie Inline-Skaten ja die Neuentdeckung überhaupt? Der Trendsport ist ebenfalls eine fürs Abnehmen günstige Ausdauersportart.

GESUND ZUBEREITEN – GEZIELT AUSWÄHLEN

Bevor Sie sich mit Schwung und guten Vorsätzen an die Verwirklichung Ihrer Diätpläne machen, sollten Sie noch einen kritischen Blick auf Ihre Kochkünste werfen. Schließlich wollen Sie nicht nur bloß schlanker werden, sondern auch Fitness und Lebensfreude gewinnen! Damit der Vitamin- und Mineralstoffhaushalt stimmen, müssen Sie sich von Großmutters Küche – lange Garzeiten, fette Sonntagsbraten – verabschieden. Oder gehören Sie etwa eher zu den Gestressten, die aus Zeitnot viel zu häufig Fertiggerichte auf den Tisch bringen? Gesund kochen muss gar nicht umständlich sein, und der Umgang mit unseren Rezepten erfordert nur einige wenige und einfache Spielregeln.

Kniffe für die leichte Küche

Auch wenn Sie schon sehr gut kochen – wahrscheinlich können Sie hier trotzdem noch etwas lernen. Aromatische und vitaminreiche Zutaten werden mit den richtigen Zubereitungstechniken zu leichten Fitmachern und garantieren Genuss pur. Wenig Fett, viel Geschmack: Das ist die Devise der FIT FOR FUN-Küche. Und was das Aroma bewahrt, schont auch die Vitamine.

Dämpfen z. B. ist die gesündeste Garmethode der Welt. Denn man benötigt überhaupt kein Fett, und die Nährstoffe bleiben optimal erhalten. Auch beim Dünsten und Sautieren im Wok werden die Nährstoffe weitestgehend geschont.

Die empfehlenswertesten Methoden, um Fleisch zuzubereiten, sind Braten mit ganz wenig Fett oder aromaintensives Schmoren, z. B. im klassischen Römertopf aus porösem Ton. Natürlich gehört auch das richtige Küchengerät dazu.

Zum Glück wurden auch in den meisten Kantinen und Großküchen die Zeichen der Zeit erkannt: Vielerorts findet man Salatbars, vegetarische Mahlzeiten oder Knackiges aus dem Wok. Kantinenessen weist jedoch sicher nicht den optimalen Nährstoffgehalt auf und sollte vernünftig ergänzt werden.

Garmethoden für Genießer

Dämpfen – Vitamine schonen und Fett sparen

Auch im Schnellkochtopf kann man mit einem entsprechenden Einsatz dämpfen. Der geschlossene Wasserkreislauf ermöglicht besonders schonendes Garen.

Für zartes, frisches Gemüse und Fisch gibt es nichts Besseres: Vitamine und Mineralstoffe, Aroma und Farbe bleiben unter der Einwirkung des Dampfs optimal erhalten.

Dämpfen ist die sanfteste Art des Garens. Der Trick dabei: Das Gargut, z.B. Gemüse, kommt nicht mit Wasser in Berührung, sondern nur mit etwa 100 °C heißem Wasserdampf. Dafür bedecken Sie den Boden eines gut schließenden Topfs zwei Finger breit mit Wasser, setzen einen Dämpfeinsatz (Sieb, Gitter oder chinesische Dämpfkörbchen) in den Topf und legen das Gargut darauf. Dann wird bei geschlossenem Deckel gegart. Vor allem die wasserlöslichen Vitamine und die Mineralstoffe, die sonst mit dem Kochwasser ausgewaschen werden, bleiben dabei weitestgehend erhalten.

Mit viel frischem Gemüse lassen sich schnell köstliche Gerichte zaubern. Gerade beim Dämpfen behält es seinen Biss, die Inhaltsstoffe werden geschont.

Aromen werden noch verstärkt

Der typische Eigengeschmack von Gemüse, Fisch, aber auch Fleisch wird durch das Dämpfen nicht beeinträchtigt, sondern sogar noch verstärkt. Ein weiterer Vorteil: Das Gargut ruht während des Dämpfens unbewegt auf einem Sieb oder Dämpfeinsatz. Es wird sozusagen gar nicht angetastet. So werden die natürliche Form und Farbe der Zutaten nicht zerstört, und Gedämpftes sieht deshalb einfach sehr viel appetitlicher aus.

Die Farbe von Gemüse kommt noch kräftiger zur Geltung, wenn Sie es direkt nach dem Dämpfen kurz im Eiswasserbad abschrecken. Diese Technik ist allerdings nicht zwingend notwendig. Wenn Sie Gäste bewirten und es besonders auf die Optik ankommt, können Sie diesen Trick einsetzen.

Fisch kann man auch völlig ohne Zusatz von Fett dämpfen, indem man ihn auf ein Bett von saftigem Gemüse aus Tomaten, Zucchini oder Fenchel legt.

Was dämpft man?

Dämpfen eignet sich ideal für:
- **Gemüse** Brokkoli, Blumenkohl, Erbsen, Möhren, Fenchel, Zuckerschoten
- **Fisch** Forelle, Sankt-Petersfisch, Scholle, Zander
- **Geflügel** Geflügelbrust
- **Reis und Hülsenfrüchte**

Nützliche Geräte

- Gut schließende Töpfe, die den Dampf nicht entweichen lassen
- Dämpfeinsätze zum Einstellen oder Einhängen
- Elektrischer Dampfgarer
- Chinesische Bambuskörbchen, die Sie auch in einem großen Topf stapeln können, um so mehrere Lebensmittel gleichzeitig zu dämpfen (z. B. Fisch und Gemüse)

Dünsten – das kurze Bad im Aromasud

Lassen Sie Milde walten: Eine gemäßigte Temperatur und wenig Flüssigkeit sorgen dafür, dass beim Dünsten Vitamine geschont werden. Dünsten heißt Garen im eigenen Saft oder mit wenig Flüssigkeit bei 100 °C. Der untere, in der Flüssigkeit liegende Teil des Garguts kocht, der Rest gart im Wasserdampf. Neben dem Dämpfen ist Dünsten die nährstoffschonendste Methode.

Oft kann man das Wasser sparen

Wasserreiche Gemüse können im eigenen Saft garen. Bei festerem Gemüse, Fisch oder Fleisch sollten Sie immer nur etwa so viel Wasser, Wein oder Brühe zugeben, dass der Boden bedeckt ist. Ein Tropfen Öl sorgt für die bessere Ausnutzung der fettlöslichen Vitamine. Ein gut hitzeleitender Topfboden und ein perfekt sitzender Deckel sichern den geschlossenen Wasserkreislauf: Aufsteigender Dampf schlägt sich am Deckel nieder, kondensiert und tropft wieder auf die Speisen. Verwenden Sie auch die Dünstflüssigkeit immer mit, denn sie enthält wertvolle Nährstoffe.

Was dünstet man?

Dünsten eignet sich ideal für:
- **Gemüse** Bohnen, Paprika, Zucchini, Tomaten, Obst
- **Fisch** Lachs, Muscheln
- **Fleisch** Rinder- oder Schweinefilet

Nützliche Geräte

- Gut schließende Töpfe oder Pfannen, die keinen Dampf entweichen lassen
- Verkürzte Garzeiten, Vitamin- und Aromaschonung beim Dünsten garantiert z. B. ein Schnellkochtopf

Sautieren – schnelles Garen im Wok

Sautieren nennt man die schnelle Schwenktechnik, die vor allem im Wok praktiziert wird. Hier sollte man keine Billigware wählen. Eine schwere, hochwandige Pfanne ist jedoch genauso gut geeignet. Der Name dieser Technik kommt aus dem Französischen und bedeutet etwa springen lassen.

Das trifft den Vorgang ganz gut, denn Gemüsestücke, Pilze, Fleisch- oder Fischstücke müssen während des kurzen Garvorgangs (nur wenige Minuten bei kräftiger Hitzezufuhr) ständig in Bewegung bleiben. Wichtig ist, dass alle Zutaten in etwa gleich große Stücke geschnitten werden, damit sie gleichzeitig gar werden. Härtere Gemüsesorten mit fester Struktur wie Karotten oder Porree können ruhig etwas kleiner geschnitten werden. Das garantiert auch ein optimales Essvergnügen.

Beim Garen im Wok kommt es auf hohe Temperaturen und einen flinken Koch an. Damit Sie zügig arbeiten können, sollten Sie sich Schälchen mit den vorbereiteten Zutaten und die Gewürze griffbereit hinstellen.

Auch für viele Esser rasch zubereitet

Wollen Sie größere Mengen zubereiten, können Sie die Lebensmittel auch portionsweise anbraten und dann warm stellen. Das Sautieren im Wok geht so schnell, dass Ihnen nichts zu weich wird. Zum Schluss nochmals alles zusammen mit Würzzutaten im Wok schwenken, damit sich die Aromen harmonisch mischen.

Zum Warmhalten eignet sich bei kleineren Portionen auch der Rost des Woks.

Was sautiert man?

Sautieren eignet sich ideal für:
- **Gemüse** Stangensellerie, Lauch, Frühlingszwiebeln, Pilze, Karotten, Paprika, Chinakohl, Sprossen
- **Fleisch** Schnitzelfleisch
- **Geflügel** Putenbrust, Hähnchenbrust
- **Meeresfrüchte** Garnelen, Krabben

Nützliche Geräte

- Wok mit Rost und speziellem Wokbesteck. Wenn Sie einen Gasherd besitzen, ist das Kochen im Wok geradezu ideal. Damit Sie Woks mit gebogenem Boden auch auf dem E-Herd (der ja eine plane Auflagefläche hat) benutzen können, gibt es spezielle Wokadapter.
- Anstelle eines Woks können Sie auch eine hochwandige, möglichst beschichtete Stielpfanne benutzen.

Schmoren – sanftes Garen mit Geschmack

Niedrige Temperatur und langsames Garen sorgen vor allem für gute Geschmacksentfaltung und machen das Gargut besonders zart.
Der erste Schritt beim Schmoren ist kräftiges Anbraten, dann folgt geduldiges Dünsten. Diese Kombination sorgt besonders bei Fleisch dafür, dass sich das volle Aroma entfaltet. Auch größere Stücke und Fleisch von älteren Tieren werden beim Schmoren garantiert zart. Denn beim kräftigen Anbraten schließen sich die Poren, so dass kein Saft mehr austritt, und es bilden sich aromaintensive Röststoffe.

Das Schmoren ist eine Technik, mit der auch unsere Großmütter am liebsten ihre Braten und Ragouts zubereiteten. Mit keiner anderen Technik werden auch weniger edle Fleischstücke so zart und die Sauce so aromatisch. Mit wenig Fett ist diese Technik sehr gut für die leichte Küche geeignet.

Zum richtigen Zeitpunkt würzen

Beim anschließenden langsamen Garen im geschlossenen Bräter oder Topf beenden Schmorsud und Dampf den Vorgang auf schonende Weise. Wein, Brühe und Gemüse sorgen für zusätzliches Aroma.

Zwiebeln, die man anbraten möchte, z. B. beim Gulasch, werden immer zuletzt hinzugefügt. Sie verbrennen sonst und werden leicht bitter.

Große Stücke sollte man vor dem Anbraten rundherum mit Gewürzen einreiben. Klein geschnittenes Fleisch muss erst portionsweise angebraten werden, damit die Poren sich rasch schließen. Sonst verliert das Fleisch zu viel Saft und ist am Ende nicht zart, sondern zäh. Nachdem die letzte Portion außen gut gebräunt ist, wird gewürzt.

Was schmort man?

Schmoren eignet sich ideal für:
- **Fleisch** Gulasch von Rind und Schwein, Rouladen, Sauerbraten, Schmorbraten
- **Lamm und Wild** Gulasch vom Lamm, Lammkeule, Rehschulter
- **Gemüse** Artischocken, Auberginen, Paprika, Steckrüben, Wirsing

Nützliche Geräte

- Schmortopf aus schwerem Material und mit hitzefesten Griffen, weil man auch im Backofen sehr schonend und bei gleichmäßiger Hitze schmoren kann.
- Auch der Römertopf ist gut zum Schmoren geeignet. Der gewässerte Tontopf gibt während des Garvorganges Dampf nach innen ab. Das spart Fett, schont Vitamine und Aroma.
- Im hochwertigen Mörser mit Stößel können Sie Gewürze immer frisch zerstoßen. So schmecken sie viel intensiver.

Vorfreude ist bekanntlich die schönste Freude. Verwenden Sie frische Zutaten, und lassen Sie sich Zeit bei der Zubereitung der Gerichte – dann macht das Kochen viel mehr Spaß.

Braten – die schnelle Powermethode

Heiß und bewegt muss es in der Pfanne zugehen. Dann brennt Fleisch trotz wenig Fett nicht an und behält einen Großteil seiner Nährstoffe. Das Rösten in heißem Fett unterstreicht vor allem das typische Fleischaroma, ist aber auch für Fisch und einige Gemüsearten geeignet. Wichtig: Das Fett in der Pfanne gut erhitzen (es darf jedoch nicht qualmen!). Dann das Bratgut ins sehr heiße Fett geben, damit sich die Poren sofort schließen und das Fleisch sich nicht mit Fett vollsaugt. Es genügt, den Pfannenboden einzupinseln. Damit das Fleisch nicht anbrennt, wird es mit einem Schieber während des Bratens ständig leicht bewegt. So kommen Sie mit wenig Fett aus. Tritt auf der Oberseite Saft aus, sollten Sie das Fleisch wenden. Gewürzt wird immer nach dem Braten, damit das Fleisch nicht zäh wird.

Was brät man?

Braten eignet sich ideal für:
- **Fleisch** Schnitzel, Koteletts, Steaks, Medaillons, Leber
- **Fisch** Scheiben vom Lachs, Heilbutt oder Steinbutt
- **Gemüse** Auberginen, Zucchini

Nützliche Geräte

- Eine beschichtete Pfanne hilft beim Fettsparen. Dafür brauchen Sie einen Holz- oder Kunststoffwender, weil ein Metallbesteck die empfindliche Oberfläche verkratzen kann.
- Eine Edelstahlpfanne lässt sich besser reinigen, weil ihre Oberfläche glatter ist und sich keine Keime darauf ansiedeln können.

Getrocknete Tomaten gibt es inzwischen auf vielen Märkten zu kaufen. Bevor man sie für Salat verwendet, müssen sie mit kochendem Wasser überbrüht und kurz eingeweicht werden. Dann werden sie wieder weich.

Salat – das neue Hauptgericht

Salate liegen im Trend. Und das ist gut so. Denn sie sind von Natur aus leicht und lassen sich mit saisonalen Zutaten äußerst vielfältig kombinieren. Probieren Sie verschiedene Blattsalate zusammen aus. Kräftige Sorten wie Endivien oder Radicchio lassen sich z.B. wunderbar mit Früchten ergänzen. Getrocknete Tomaten im Dressing sorgen für pikant-fruchtige Würze. Löwenzahn, Rucola, Brunnenkresse und frische Kräuter bringen Abwechslung.

Experimentieren Sie mit den Zutaten

Vermischen Sie Salat erst direkt vor dem Servieren mit dem Dressing, oder verteilen Sie es löffelweise über dem auf Tellern angerichteten Salat. Die frischen Zutaten weichen sonst sehr schnell auf und verlieren ihren Biss.

Entdecken Sie Hülsenfrüchte, Reis, Getreide, Nüsse oder Samen als Salatzutaten. Ohne Fett angeröstete Sesamsamen über einen knackigen Blattsalat gestreut sind eine Delikatesse.

Und schließlich: Kombiniert mit magerem Geflügel, Meeresfrüchten oder fettarmem Fleisch können Salate eine Hauptmahlzeit ersetzen. Einmal täglich Salat, ob als kleine Rohkostbeilage oder sättigendes Gericht, sollten Sie auf jeden Fall einplanen. In der kalten Jahreszeit darf das übrigens auch ruhig mal ein lauwarmer Kartoffelsalat sein.

Behutsamkeit schont Vitamine

Damit Sie in den vollen Genuss der enthaltenen Vitamine, Mineralstoffe und sekundären Pflanzenstoffe kommen, sollten Sie die Zutaten regelrecht mit Samthandschuhen anfassen: nicht lang wässern, nur kurz in Wasser schwenken. Bei Pilzen z. B. genügt das Abbürsten mit einer weichen Bürste. Zarte Blattsalate nicht unter dem Wasserstrahl reinigen, sonst werden sie leicht matschig.

Alle Zutaten erst nach dem Waschen putzen und zerkleinern, sonst werden unnötig viele Mineralstoffe und Spurenelemente ausgeschwemmt und verschwinden auf Nimmerwiedersehen im Abfluss. Je kleiner Sie Gemüse und Grünzeug schnippeln, desto größer ist die Angriffsfläche für Sauerstoff, den Erzfeind der Vitamine. Deshalb vorbereiteten Salat immer möglichst schnell servieren. Nützliche Geräte für die Salatzubereitung sind:

- Großes Salatsieb
- Salatschleuder

Dressing – Anmache auf die leichte Art

Ohne anständiges Dressing schmeckt der beste Salat nicht. Aber Sie brauchen keine Sahne oder Mayonnaise für eine gute Marinade! Die Mutter aller Salatsaucen ist die klassische Vinaigrette auf der Basis von Essig und Öl im Verhältnis eins zu drei, also einen Esslöffel Essig auf drei Esslöffel Öl. Einen Teil des Öls können Sie sparen, indem Sie etwas Senf, ein rohes Eigelb (muss superfrisch sein!), Geflügel- oder Gemüsefond (konzentrierte eingekochte Brühe), eine durchgedrückte Kartoffel oder sogar etwas Mineralwasser zugeben. Der Trick, um

Ganz neue Geschmacksnuancen kann man durch verschiedene Essig- und Ölsorten erzielen: Apfel- oder Himbeeressig, Kürbiskern- oder Walnussöl – die Reihe ließe sich noch lange fortsetzen. Kreieren Sie doch Ihren persönlichen Dressingfavoriten!

die Sauce schön sämig werden zu lassen: Grundsätzlich das Öl erst darunter schlagen, wenn sich die anderen Zutaten schon verbunden haben. Einen guten Schneebesen verwenden oder der Sauce mit dem Pürierstab Volumen verleihen. Bei größeren Mengen geht das auch mit einem Blender (Standmixer, der hauptsächlich für Shakes verwendet wird). Wenn Sie helle Dressings bevorzugen, probieren Sie mal Magermilchjoghurt, Magerquark, Dickmilch oder leichte Salatcreme als Basis für Ihr Dressing.

Fruchtige Aromen sparen Fett

Alternativen zum fettarmen Verlängern: Apfelsaft, Orangensaft, pürierte Früchte, Tomatenmark, Tomatensaft, Marmeladen, Mangochutney, Apfel- oder Birnendicksaft (aus dem Reformhaus). Lassen Sie Ihrer Phantasie freien Lauf, und probieren Sie ruhig selbst noch weitere Zutaten aus – Hauptsache fettarm. Kaufen Sie sich hochwertige Öle und Essige, damit Sie optimale Geschmacksergebnisse erzielen und Ihr Appetit auf Salat weiter wächst. Nützliche Geräte für gelungene Salatsaucen sind:

- Quirl
- Scharfe Messer, um Gemüse nicht zu quetschen, sondern sauber zu zerkleinern
- Pürierstab oder Blender, um Dressings mehr Volumen zu verleihen

Aromatisieren Sie Essig oder Öl mit Kräutern und Gewürzen, um Salaten mehr Pfiff zu geben. Für Öl sollte man getrocknete Kräuter verwenden, bei Essig dürfen es auch frische sein. Man lässt sie zwei bis drei Wochen lang ziehen und seiht dann ab.

Gewürze und Kräuter geben erst Pfiff

Diät muss nicht fad und langweilig sein – ganz im Gegenteil, wie Sie an den Rezepten ab Seite 129 sehen. Wokküche und Gerichte aus dem Mittelmeerraum bringen neuen Geschmack auf den Teller und passen durch ihre traditionell meist fettarme und gemüsereiche Zubereitung ideal zum FIT FOR FUN-Konzept. So gehen Sie mit den typischen Gewürzen richtig um:

Lagern Sie Gewürze nicht länger als höchstens ein Jahr, und bewahren Sie sie in dunklen Gefäßen kühl auf. Das Regal über dem Herd ist also ein denkbar schlechter Platz. Kaufen Sie möglichst ganze Gewürze; sie behalten ihr Aroma länger als pulverisierte.

- **Anis** Die aus dem östlichen Mittelmeerraum stammenden Anissamen sind bei uns hauptsächlich als Backzutat für Brot und Weihnachtsplätzchen bekannt. Sparsam dosiert, gibt der herb-süßliche Anis aber auch Hackfleisch- und Geflügelgerichten eine interessante südländische Note. Ein Schuss eines Anisaperitifs wie Pernod oder Ouzo gehört in Fischsuppen wie die berühmte Bouillabaisse. Der noch würzigere Sternanis wird bei chinesischen Gerichten im Wok mitgebraten.

- **Curry** Das gelbe Pulver ist eine Gewürzmischung, von der die indische Küche unzählige Variationen kennt. Experimentieren Sie mit unterschiedlichen Schärfegraden, und probieren Sie verschiedene Currys aus dem Asienladen aus. Curry darf nie erst zum Schluss zugegeben werden, sondern muss kurz mit wenig Fett angeschmort werden, um sein Aroma zu entfalten (brennt leicht an!). Curry passt gut zu Reis- und Geflügelgerichten und zu Hühner- oder Gemüsesuppen.

- **Fenchel** Die Samen sind in der Mittelmeerküche unverzichtbare Zutat für Fischsuppen und geschmorte und gegrillte Lamm-, Kaninchen- oder Geflügelgerichte. Köstlich schmeckt ein im Tontopf geschmortes Huhn mit einem Teelöffel Fenchelsamen, ganzen Knoblauchzehen sowie einer Kräutermischung aus Thymian, Rosmarin und Lorbeerblättern.

- **Ingwer** Die Wurzel gilt als magenstärkendes Mittel. Die frische Wurzel gibt asiatischen Gerichten aus dem Wok oder auch Hühnersuppe frisch-aromatisch duftende und leichte Schärfe. Zu süßsäuerlichen Gerichten schmeckt auch klein gewürfelter kandierter Ingwer ausgezeichnet, den man mitbrät oder mitschmort. Ingwerpulver hat nur noch wenig Aroma.

Gewürze und Kräuter geben erst Pfiff

- **Kardamom** Das Gewürz stammt aus Indien und ist ein naher Verwandter von Ingwer. Kardamom, das man möglichst als ganze Samenkapsel kauft, würzt Obstsalate, aber auch orientalische Lammragouts, Reisgerichte und Hackbällchen.

- **Koriander** Die Samenkörner und auch das frische Koriandergrün sind häufig gebrauchte Gewürze im asiatischen Raum sowie in Lateinamerika. Die zerstoßenen Samen nimmt man für deftige Kohlgemüse oder für Lamm- oder Fischgerichte. Auch gebackene Kartoffeln schmecken mit Koriander bestreut. Das frische Grün sieht der Petersilie ähnlich. Der pfeffrig-frische Geschmack geht beim Kochen verloren, deshalb wird es stets zuletzt fein gehackt über exotische Suppen, Salate, Fisch- und Gemüsegerichte gestreut.

- **Kreuzkümmel** Das Gewürz sieht aus wie Kümmel, schmeckt aber nach Nelken und Zitrusfrüchten. Es muss sparsam verwendet werden, um nicht den Eigengeschmack des Gerichts zu übertönen. Es passt gut zu Eintöpfen mit Hülsenfrüchten, zu gefüllten Auberginen und gehört unbedingt in Chili con Carne. Kreuzkümmel ist ein Bestandteil des Currypulvers.

- **Safran** Das kostbarste aller Gewürze hat ein sehr feines, flüchtiges Aroma. Deshalb sollte man möglichst kein Pulver, sondern die ganzen Fäden kaufen. Mit Safran würzt man Fischsuppen und Gerichte mit Meeresfrüchten sowie Reis- und Hirsegerichte (z. B. die spanische Paella oder das nordafrikanische Couscous). Wem es nur um die goldgelbe Farbe geht, kann Kurkuma (Gelbwurz) als preiswerten Ersatz nehmen.

- **Zitronengras** Die schilfartigen festen Halme geben asiatischen Gerichten das unverwechselbare zitronig-scharfe Aroma. Man bekommt sie auch bei uns in Asienläden und auf Gemüsemärkten. Frisch wird es ganz hauchfein geschnitten zu Suppen und Saucen gegeben. Getrocknet oder gröber geschnitten lässt man es in Ragouts, Wokgerichten oder Gemüseeintöpfen mitkochen und fischt ganz am Ende der Garzeit die holzigen Stängel heraus.

Auf afrikanischen und asiatischen Märkten wird häufig Safran sehr preiswert verkauft. Misstrauen Sie solchen Angeboten: Meist handelt es sich um pflanzliche Ersatzstoffe, die nur gelb färben. Safran ist weltweit mit das teuerste Gewürz überhaupt.

Der Umgang mit den Rezepten

So wenig es sich lohnt, ständig Miniportionen einzukaufen, so wenig ist andererseits auch ein wöchentlicher Rieseneinkauf zu empfehlen. Denn Salat und Gemüse machen selbst bei optimaler Lagerung nach wenigen Tagen schlapp.

Wir wollen Ihnen nicht von morgens bis abends vorschreiben, was Sie essen sollen. Starre Diätpläne mit genauen Vorschriften sind allenfalls gut für ein oder zwei Wochen. Spätestens dann nervt es garantiert, grammweise einzukaufen oder Karotten und Zwiebeln auf die Diätwaage zu legen. Außerdem wollen Sie ja lernen, Ihr Essverhalten flexibel handzuhaben, statt sich an rigiden Vorschriften orientieren zu müssen.

Das Baukastenprinzip

Wir schlagen Ihnen vor, sich Ihre Tagespläne selbst nach Lust und Laune zusammenzustellen. Wir empfehlen Ihnen auf jeden Fall, mindestens zwei Zwischenmahlzeiten einzubauen. Fünf Mahlzeiten am Tag sind gesünder als zwei oder drei große. Auch die Gefahr von Heißhunger im Lauf des Tages ist dann wesentlich geringer.

Für jeden ist etwas dabei. Die FIT FOR FUN-Diät ist keine »Zwangsernährung«, sondern lässt Ihnen genug Spielraum für Ihre persönlichen Geschmacksvorlieben.

Ein flexibler Tagesablauf für flexible Menschen

Sie können sich aus den folgenden Rezepten nach persönlichen Vorlieben und der jeweiligen Tagesform Ihre Lieblingsspeisen aussuchen und nach Ihren individuellen Vorgaben kombinieren. Die Rezepte sind unterteilt nach Frühstück, Snacks und kalten und warmen Hauptgerichten. Wir empfehlen Ihnen fünf Mahlzeiten, also Frühstück, Mittag- und Abendessen und zwei Zwischenmahlzeiten. Ob Sie lieber mittags oder abends warm essen, bleibt Ihren eigenen Wünschen überlassen. Manch einer bevorzugt es aus Gründen der Gemütlichkeit, die warme Mahlzeit am Abend einzunehmen – weil das die einzige Gelegenheit ist, gemeinsam mit der Familie zu essen. Es gibt viele individuelle Vorlieben, und das Baukastensystem ermöglicht Ihnen die größtmögliche Flexibilität.

Weg von der Goldwaage

Genaue Mengenangaben finden Sie nur bei denjenigen Lebensmitteln, wo es fettmäßig problematisch ist, also bei Öl, Butter, Käse, Wurst, Fleisch und Nüssen. Bei Obst und Gemüse verschonen wir Sie mit Grammangaben. Ob Sie eine halbe oder eine ganze Tomate essen, ist von der Fettmenge her völlig egal. Wir haben vollstes Verständnis dafür, wenn Sie bei Angaben wie »150 Gramm Kartoffeln« genervt abwinken, weil Sie zu lang suchen müssen, bis Sie drei Kartoffeln zusammenhaben, die genau 150 Gramm wiegen. Oder was, wenn Ihr Apfel nun einmal 170 und nicht 150 Gramm wiegt? Müssen Sie dann 20 Gramm wegwerfen? Alles Blödsinn – essen Sie ihn bitte auf! Also finden Sie in unseren Rezepten lediglich die Angabe »3 Kartoffeln« oder »1 Apfel«. Das bezieht sich dann immer auf eine durchschnittlich normale Größe. Wenn Sie aber gerade nur winzig kleine Kartoffeln bekommen, nehmen Sie einfach eine mehr.

100 Gramm Salatgurke z.B. haben 12 Kilokalorien und praktisch kein Fett. Ob Sie also für Ihren Salat nur ein Gurkenende hobeln oder die ganze, ist unbedeutend. Ob Sie aber das Dressing mit 1 (90 Kilokalorien/10 Gramm Fett) oder 2 Esslöffeln Öl (180 Kilokalorien/20 Gramm Fett) anmachen, ist sehr wohl entscheidend.

Wer nicht daran gewöhnt ist, verträgt anfangs manchmal größere Mengen von Rohkost nicht gut. Magen und Darm brauchen Zeit, um sich auf die veränderte Nahrungszufuhr umzustellen. Essen Sie eventuell zunächst mehr schonend gegartes Gemüse, und vergrößern Sie schrittweise die Rohkostportionen.

Das persönliche Kalorienkonto

Damit Sie Ihr Konto stets im Blick haben, finden Sie unter jedem Rezept deutlich erkennbar den Kilokalorien- und den Fettgehalt. Die Frühstücke haben alle etwa 450 Kilokalorien, die Zwischenmahlzeiten 100 Kilokalorien und die Hauptgerichte 350 bis 600 Kilokalorien. Mit Hilfe der Formel für den Energiebedarf (siehe Seite 32) können Sie Ihr persönliches Limit errechnen, bei dem Sie nicht zunehmen.

Wie Sie Mangelerscheinungen vorbeugen

Mit Vitaminpillen können Sie keine gesunde Ernährung ersetzen. In besonderen Situationen (z.B. Schwangerschaft, Stillzeit, Stress, Leistungssport) sind sie jedoch eine sinnvolle Ergänzung zur Nahrung.

Entscheiden Sie sich in der Abnehmphase für einen Wert zwischen 1500 und 1800 Kilokalorien pro Tag. 1500 sollten es jedoch auf jeden Fall sein, damit die Vitamin- und Mineralstoffversorgung gewährleistet ist. Wer sich weniger zuführt, riskiert deutliche Mangelerscheinungen. Positiver Effekt der Ernährungsumstellung mit der FIT FOR FUN-Diät: Ihre Vitamin- und Mineralstoffaufnahme wird verbessert, da Sie Lebensmittel, die leere Kalorien liefern, durch solche mit hoher Nährstoffdichte ersetzen.

Sie setzen Ihre Grenzen selbst

1500 Kilokalorien als Minimum sind z.B. für Menschen empfehlenswert, deren Stoffwechsel durch viele vergebliche Diäten schon geschädigt ist und sehr reduziert arbeitet. Auch Menschen ab 50 können sich zunächst an der Untergrenze orientieren. Wer durch körperliche oder auch geistige Arbeit sehr beansprucht ist, sollte sein Limit eher auf 1800 Kilokalorien anheben. Das gilt auch für eine sitzende Tätigkeit, die sehr stressig und anstrengend ist. Verlangen Sie Ihrem Organismus nicht zu viel ab. Lassen Sie es gemächlich angehen. Männer haben einen höheren Kalorienbedarf und können sich an der oberen Grenze orientieren.

Durch die Differenz von Bedarf und Zufuhr können Sie selbst steuern, wie schnell Sie abnehmen. Behalten Sie dabei jedoch unsere Empfehlung im Auge: nicht mehr als zwei Kilogramm pro Monat. Schneller abgespeckte Pfunde sind bald wieder drauf!

Beispiele für zwei Diättage

Der erste Modelltag orientiert sich an der unteren Kalorien-
grenze, der zweite mit drei Zwischenmahlzeiten an der oberen.
Wenn Sie an dem einen oder anderen Tag mal ein bisschen darüber oder darunter liegen, macht das nichts. Es geht nur darum,
sich an seiner persönlichen Zielmarke zu orientieren. Mit den
Zwischenmahlzeiten können Sie flexibel jonglieren.

Erster Diättag	Fettgehalt (g)	Kilokalorien
Frühstück Früchtemüsli mit Feige und Banane (Rezept Seite 134)	10	450
Snack Gurkensnack mit Knoblauch und Tabasco (Rezept Seite 157)	2,5	100
Mittagessen Rosenkohlgratin mit Käsekruste (Rezept Seite 144)	15	500
Snack Birnenkefir (Rezept Seite 156)	2,5	100
Abendessen Radieschensalat (Rezept Seite 148)	9	350
Summe	39	1500

Zweiter Diättag	Fettgehalt (g)	Kilokalorien
Frühstück Ei im Glas mit Brötchen (Rezept Seite 164)	9	400
Snack Kräuterpopcorn (Rezept Seite 184)	2,5	100
Mittagessen Chili con Carne (Rezept Seite 169)	20	600
Snack Melone mit Parmesan (Rezept Seite 184)	2,5	100
Abendessen Garnelenspieße (Rezept Seite 166)	14	510
Snack Tomatenknäcke (Rezept Seite 157)	2,5	100
Summe	50,5	1810

**Wenn Sie berufs-
tätig sind, wählen
Sie für die
Mittagspause ein
Sandwich oder
einen Salat aus,
den Sie von
zu Hause mit-
nehmen.**

Sport – Ihr Joker auf dem Kalorienkonto

Die zusätzlichen Bewegungseinheiten verbrauchen noch einige Kalorien und erlauben Ihnen hier und da mal eine kleine Genusssünde. Die können Sie ruhig auch von vornherein mit einplanen. Sie sollen ja schließlich am Ball bleiben.

Damit Ihr Stoffwechsel sich nicht allzu schnell auf die neue Kalorienzufuhr einstellt und um den Jo-Jo-Effekt zu vermeiden, sollten Sie das Limit nach einem Monat auf jeden Fall anheben und eventuell sogar sportlich noch einen Zahn zulegen. Wichtiger als den Zeiger auf der Waage weiterzudrehen, ist jetzt, fettverbrennende Muskeln zu aktivieren und nicht wieder zuzunehmen.

Um auf Dauer schlank zu werden, ist es weniger wichtig, wie schnell Sie abnehmen. Viel entscheidender ist, dass Sie sich über einen längeren Zeitraum hinweg an eine gesündere Lebens- und Ernährungsweise gewöhnen.

Die Fettbilanz ist wichtiger als Kalorienzählen

Das Fett können Sie auf dieselbe Weise kontrollieren: Addieren Sie die unter den Rezepten angegebenen Fettwerte, und berechnen Sie sie für den ganzen Tag. Während der etwas strengeren Abnahmephase sollten Sie nicht über 30 bis 50 Gramm pro Tag hinauskommen. Frauen orientieren sich an der Untergrenze, Männer wegen ihrem generell erhöhten Bedarf an der Obergrenze.

Für die Phase, in der Sie nur darauf achten, Ihr Gewicht zu halten, sind 60 bis 80 Gramm das Ziel.

Die Figurfallen erkennen lernen

Wir möchten, dass Sie nicht in Kalorien oder Gramm denken, sondern in Fetteinheiten. Die Kalorien sind als grobe Kontrolleinheit für Ihr Konto in Ordnung und notwendig. Über Ihre Figur entscheidet jedoch an erster Stelle die Fettaufnahme. Deshalb möchten wir, dass Sie während der FIT FOR FUN-Diät etwas über Lebensmittel lernen. Vertiefen Sie sich immer mal wieder in die Fetttabellen ab Seite 81, um sich nach und nach die wahren Fettfallen einzuprägen und auf Ihren inneren Merkzettel zu setzen. Dann können Sie auch auf den Langzeiteffekt der Diät bauen, weil Sie nicht gleich in Ihre alten Ernährungsgewohnheiten zurückfallen.

Effektives Abspecken erfordert die Unterstützung durch ausreichende Bewegung. Mit am besten dafür geeignet ist regelmäßiges Schwimmen.

Die Kochkünste werden nicht überfordert

Alle Rezepte sind für eine Person berechnet, können aber selbstverständlich auch für mehrere Personen zubereitet werden. Da die meisten Diäthaltenden leider Einzelkämpfer sind, haben wir versucht, die Rezepte einfach und schnell zu konzipieren, so dass sie – auch für ungeübte Köche – leicht nachzukochen sind und nicht zu viel Zeit in Anspruch nehmen.

Wenn die Familie nicht mitmachen will

Viele der warmen Gerichte sind so zusammengestellt, dass sie, leicht abgewandelt, auch Normalessern schmecken. Für den Fall, dass eine Frau für sich Diät kocht, außerdem aber ihre Familie zu versorgen hat, kann sie mit etwas Käse oder einem Klacks Sahne hier und da die warmen Gerichte auch Ehemann und Kindern schmackhaft machen. Grundsätzlich empfehlenswert ist es, den höheren Energiebedarf der Familie durch größere Portionen Brot, Kartoffeln oder Getreideprodukte zu decken. Und jetzt kann's losgehen: Viel Spaß mit unseren Rezepten und guten Appetit!

In einer Familie ist selten nur einer zu dick. Daher wird es auch bei nur einem Diätwilligen nichts schaden, sich trotz kleiner Extras an die FIT FOR FUN-Prinzipien für die ganze Familie zu halten.

FIT-REZEPTE ZUM SCHLANKSCHLEMMEN

Unter jedem Rezept finden Sie eine Fit-Bewertung, die Ihnen sagt, was das Besondere am jeweiligen Rezept ist und für welche Gelegenheit es sich bevorzugt eignet. Außerdem bekommen Sie hier jede Menge praktische Tipps und Zusatzinformationen. Daneben ist selbstverständlich der Kilokalorien- und Fettgehalt in Gramm pro Portion aufgeführt.

Auch in England ist das üppige Frühstück mit Speck, Eiern und Wurst aus der Mode gekommen und wird nur zu besonderen Gelegenheiten zelebriert. »In« sind vielmehr Getreideflocken, Toast, Marmelade und Tee.

Frühstück – Power für den Tag

Weil unsere Energiereservoirs über Nacht sehr stark ausgeleert wurden, brauchen wir am Morgen erstmal einen neuen Kick. Und zwar möglichst bald nach dem Aufstehen, sonst droht das berühmt-berüchtigte »Elf-Uhr-Loch«.

Kohlenhydrate als Kraftfutter

Die besten Energiespender sind komplexe Kohlenhydrate, wie sie in Vollkornbrot, Müslis und Vollkornzerealien stecken. Gut sind auch fruchtige Marmeladen und natürlich auch frische Früchte, die das Ganze gleich noch mit ein paar Vitaminen aufpeppen. Ihr Fruchtzucker geht auch direkt ins Blut und sorgt für einen ersten Energieschub. Wer morgens Gemüse mag, kann auch das essen.

Fette Wurst macht eher schlapp

Auch fettarme Milchprodukte, die das Frühstück noch mit Eiweiß anreichern, sind sehr empfehlenswert. Fetthaltige schwere Frühstücke, wie das typisch englische mit Bacon und Wurst, machen eher schlapp und belasten unser Fettkonto, ohne dass die Energiekurve sich so richtig nach oben bewegt.

Hier dürfen Sie ruhig richtig zulangen

Da wir uns ganz an das alte Sprichwort »Frühstücken wie ein Kaiser« halten, fallen unsere Frühstücke relativ üppig aus (jedes hat rund 450 Kilokalorien). Das ist aus ernährungswissenschaftlicher Sicht sinnvoll. Fällt es Ihnen jedoch sehr schwer, gleich morgens eine relativ gehaltvolle Mahlzeit zu essen, dürfen Sie auch tauschen: Frühstücken Sie eine der Zwischenmahlzeiten –, Früchte oder Vollkornkekse sind gut –, und nehmen Sie das richtige Frühstück erst am Vormittag zu sich. Das ist immer noch zeitig genug, um die Gefahr einer Heißhungerattacke zu umgehen.

Frühsport nur in kleinen Portionen

Etwas Stretching am Morgen bringt auch einen schlappen Kreislauf schonend in Schwung. Dehnen und strecken Sie alle Glieder, und zwar am besten im Bett, noch vor dem Aufstehen.

Wenn Sie topfit sind, können Sie auch eine Bewegungseinheit auf nüchternen Magen einplanen. Dann greift der Körper seine Fettreserven nämlich besonders bereitwillig an. Leistungssportler setzen dieses Trainingsinstrument zur Aktivierung des Fettstoffwechsels ein. Dieses supereffektive Training ist allerdings beileibe nicht jedem zu empfehlen, da Kreislauf und Stoffwechsel dabei ganz schön gefordert werden. Wer morgens ohnehin einen niedrigen Blutdruck hat, bekommt da leicht mal weiche Knie. Bitte vorsichtig ausprobieren und nur bei Bekömmlichkeit fortsetzen. Denn, wie bereits erwähnt, unser Körper benötigt jetzt eigentlich erstmal Energienachschub, bevor wir ihm Leistung abverlangen.

Reichlich trinken schon am Morgen

Als Getränke sind Kaffee und Tee natürlich weiterhin erlaubt. Kalorienärmer sind sie ohne Zucker, Milch oder Sahne. Das in beiden enthaltene Koffein gibt dem Stoffwechsel zusätzlich einen kleinen Aktivitätsimpuls. Aber übertreiben Sie es nicht: Bei verminderter Kalorienzufuhr könnte zu viel Koffein schnell einen zu aufregenden und sehr nervös machenden Effekt haben. Empfehlenswert sind Früchte- und Kräutertees. Besonders grüner Tee gilt als heißer Fitmacher. Wenn Sie zum Frühstück Säfte mögen, bevorzugen Sie ungesüßte, mit Mineralwasser verdünnte oder am besten frisch gepresste. Die sorgen gleich für einen erfrischenden Vitaminschub.

Für einen guten Start

Das optimale Frühstück

Für viele stellt diese Kombination das einzig Wahre dar: mit Brötchen, Marmelade und einem weich gekochten Ei in aller Ruhe den Tag zu beginnen.

Zutaten *2 Vollkornbrötchen mit Mohn • Magerquark zum Bestreichen • 2 TL Ahornsirup • 2 TL Fruchtmarmelade • 1 Ei*

Zubereitung Brötchen mit Quark bestreichen. Eines mit Ahornsirup, das andere mit Fruchtmarmelade nach Wahl bestreichen. Ein Ei dazu kochen, eventuell mit Salz und Pfeffer bestreuen.

Das kleine Extra

Der fettarme Magerquark passt besonders gut unter süße Brotaufstriche und hilft, Butter oder Margarine zu sparen. Unter deftige Brotbeläge passen gut würziges Tomatenmark oder das noch pikantere Ajwar aus der Balkanküche (diese Paprikapaste gibt es mittlerweile in fast jedem Supermarkt).

Ahornsirup ist der eingedickte Saft der Ahornbäume, den Amerikaner traditionell zu ihren Frühstückspancakes essen. Er hat einen feinen Karamelgeschmack und wird hauptsächlich im Bundesstaat Vermont gewonnen.

Mit so einem Frühstück wird einem das Aufstehen leicht gemacht – und man geht fit und voller Elan in den Tag.

131

Bei Vollkornbröt-chen muss man schon genau hin-schauen: Manche sehen nur durch Backzusätze wie Malz und ein paar darüber gestreute Körner so braun und kernig aus.

Die Fit-Bewertung

Vollkornbrötchen liefern wertvolle komplexe Kohlenhydrate, die den Körper anhaltend mit Energie versorgen. Außerdem ist das Energie- und Nervenvitamin B1 enthalten. Das Ei liefert wertvolles Eiweiß, Mineralstoffe und fettlösliche Vitamine.

- *Fettgehalt:* 8 Gramm
- *Kilokalorien:* 450

Fruchtige Mangodickmilch

Das Rezept für Frühstücksfaule: Hier muss nicht groß gekaut werden, und es schmeckt süß und fruchtig.

Zutaten *200 ml Dickmilch • 2 TL Honig • 1 Mango • Pfeffer nach Belieben • 4 Vollkornkekse*

Zubereitung Dickmilch mit dem Honig verrühren. Mangofruchtfleisch in Würfel schneiden und zugeben. Nach Belieben mit etwas frisch gemahlenem schwarzem Pfeffer abschmecken. Der passt erstaunlich gut zu Früchten. Wer mag, kann das Ganze auch im Blender fein pürieren. Vollkornkekse darüber bröseln oder dazu essen.

Mangos haben einen unvergleichlichen Geschmack und ein betörendes Aroma. Meist kommen sie noch relativ unreif auf den Markt. Reife Früchte erkennt man daran, dass sie auf leichten Fingerdruck etwas nachgeben.

Das kleine Extra

Eine reife Mango erkennt man vor allem am süßen, herbfruchtigen Geruch, nicht an der Farbe. Profis schälen diese, aufgrund ihres faserigen Fleischs etwas widerspenstige Frucht zunächst mit dem Sparschäler und schneiden dann das Fleisch mit einem scharfen Küchenmesser spaltenweise vom Stein.

Die Fit-Bewertung

Die Mango ist besonders reich an den Vitaminen C und E sowie dem Provitamin A (Beta-Karotin). Sie ist deshalb die ideale Zellschutznahrung, um die Abwehrkräfte in der erkältungsgefährdeten kalten Jahreszeit deutlich zu stärken.
- *Fettgehalt:* 12 Gramm
- *Kilokalorien:* 450

Milchreis mit Rosinen

Dieses auch bei Kindern beliebte Gericht ist besonders nahrhaft und sättigend. Der Ahornsirup sorgt für angenehme Süße.

Zutaten 200 ml fettarme Milch • 50 g Naturreis • 1 Apfel
1 EL Rosinen • 2 TL Ahornsirup • Salz • Zimt

Zubereitung Milch zum Kochen bringen. Reis einstreuen und ca. 20 Minuten ausquellen lassen. Den Apfel vierteln, entkernen, ungeschält raspeln und unter den Reis heben. Rosinen unterrühren. Mit Ahornsirup süßen und mit Salz und Zimt abschmecken.

Das kleine Extra

Naturreis ist im Vergleich zum geschälten Reis wesentlich reicher an Vitaminen und Ballaststoffen und sollte deshalb unbedingt bevorzugt werden. Sie können auch Vollkornmilchreis verwenden, wenn Sie ihn bekommen. Er muss allerdings etwa 15 Minuten länger kochen.

Die Fit-Bewertung

Dieses Frühstück ist zwar zeitaufwändig, doch es lohnt sich. Denn das Gericht liefert wertvolle Kohlenhydrate in der Kombination aus Sofort- und Langzeitenergie. Dazu Ballaststoffe und wertvolle B-Vitamine für eine klaren Kopf und einen fitten Körper.
- *Fettgehalt:* 5 Gramm
- *Kilokalorien:* 475

Am vitaminreichsten und schmackhaftesten sind diejenigen Äpfel, die nicht erst von weither antransportiert wurden. Gute einheimische Sorten sind Cox Orange, Boskop, Goldparmänen und James Grieve.

133

Früchtemüsli

Knackig und fruchtig: Da haben die Zähne was zu beißen.

Zutaten *50 g fertiges Nussmüsli • 200 ml fettarme Milch
1 Banane • 1 frische Feige • 1 Prise Zimt*

Zubereitung Das Müsli mit der Milch übergießen und kurz quellen lassen. Die Banane und die Feige in Scheiben schneiden und in das Müsli geben. Zuletzt alles mit 1 Prise Zimt abschmecken.

Das kleine Extra

Allergiker sollten sich ihre Müslimischung am besten selbst zusammenstellen. In vielen Fertigprodukten sind allergieauslösende Stoffe enthalten. Aus verschiedenen Flocken, Nüssen, Kernen und Trockenfrüchten lassen sich köstliche Kreationen komponieren, die garantiert ohne Nebenwirkungen bleiben.

Fettarme Milch enthält genauso viel Eiweiß, Mineralstoffe und Vitamine wie Vollmilch. Viele Erwachsene und auch manche Kinder haben eine so genannte Milchzuckerunverträglichkeit. Wenn das auf Sie zutrifft, sollten Sie Ihr Müsli mit einem der zahlreichen Sauermilchprodukte zubereiten. Sie haben die Wahl zwischen Joghurt, Dickmilch, Buttermilch und Kefir.

Nehmen Sie für Ihr selbst gemischtes Müsli möglichst ungeschwefelte Trockenfrüchte aus dem Reformhaus. Die sehen zwar etwas schrumpeliger und brauner aus, stehen den geschwefelten aber im Geschmack keinesfalls nach.

Haselnuss und Mandelkern, Pistazie oder Walnuss – Nüsse geben dem morgendlichen Müsli erst den richtigen Biss.

Die Fit-Bewertung

Hier bekommen Sie die ideale Mischung von Kohlenhydraten aus Früchten und Müsli und Eiweiß aus der Milch. Die Banane liefert, sofern sie richtig reif ist, eine gute Portion des Antistressminerals Magnesium und Kalium. Zimt wirkt wie eine kleine Aromatherapie und weckt besonders in der kalten Jahreszeit die müden Lebensgeister durch seinen angenehm warmen und holzigen Duft.

- *Fettgehalt:* 10 Gramm
- *Kilokalorien:* 450

Das pikante Frühstück

Manche bevorzugen etwas Herzhaftes für den Start in den Tag. Mit fettarmen Käse- und Wurstsorten kommen Sie gut über die Runden.

Zutaten *2 Vollkornbrötchen mit Sonnenblumenkernen • 2 TL körniger Senf • 40 g Harzer Käse • 20 g luftgetrockneter Schinken 1 Ei • 1 halbes Bund Schnittlauch • Salz, Pfeffer aus der Mühle*

Zubereitung Brötchen mit Senf bestreichen, 1 Brötchen mit Harzer Käse belegen, das andere mit dem Schinken. Das Ei weich kochen. Den Schnittlauch in Röllchen schneiden. Das Ei mit dem Schnittlauch in ein Glas geben, mit Salz und Pfeffer würzen und alles leicht miteinander verrühren.

Senf gibt den Speisen oft mehr Pfiff. Es werden viele Sorten angeboten, die es auszuprobieren lohnt: vom klassischen Dijonsenf über den süßlich-pikanten Weißwurstsenf bis hin zu gekräutertem oder mit Chili geschärftem Senf.

Herzhaft und fettarm ist diese Frühstücksvariante. Den Schnittlauch sollten Sie immer frisch schneiden, da er sonst schnell sein intensives Aroma verliert.

135

Das kleine Extra

Den berühmten Parmaschinken kennt jeder. Probieren Sie doch auch einmal den edlen San Daniele oder den ebenfalls luftgetrockneten spanischen Serranoschinken aus.

Bei Wurst und Fleischwaren gilt die Regel: »What you see is what you get.« Je weniger vermischt, zerkleinert und vermahlen die Zutaten, desto besser ist der Fettgehalt zu erkennen. Luftgetrockneter Schinken z. B. ist ein naturbelassenes Fleischstück, bei dem die Fettanteile deutlich zu erkennen sind und leicht entfernt werden können.

Die Fit-Bewertung

Harzer Käse ist extrem fettarm (weniger als ein Gramm Fett pro 100 Gramm), enthält aber sehr viel Milcheiweiß. Er gehört zu den Sauermilchkäsen. Zur selben Familie gehören die ebenso gesunden Korb- und Stangenkäse, Mainzer und Olmützer Quargel. Sonnenblumenkerne liefern Eisen und Zink für Fitness und Abwehrkräfte.

- *Fettgehalt:* 12 Gramm
- *Kilokalorien:* 430

Hauptgerichte für jeden Tag

Essenseinladungen erschüttern oft die besten Diätvorsätze. Halten Sie sich bei den Getränken möglichst an leichte oder mit Mineralwasser gemischte Weine sowie Tomaten- oder Fruchtsaft.

Die Hauptmahlzeiten müssen eine hohe Nährstoffdichte haben, um uns fit zu halten, aber nicht zu belasten. Unter Nährstoffdichte versteht man den Gehalt an Vitaminen und Mineralstoffen pro Kalorien. Ein Lebensmittel, das vergleichsweise wenig Kalorien aufweist und gleichzeitig ein guter Lieferant bestimmter Vitamine oder Mineralstoffe ist, hat eine hohe Nährstoffdichte und ist im FIT FOR FUN-Sinn als besonders hochwertiges Lebensmittel einzustufen. Dazu gehören auf jeden Fall Obst und Gemüse, aber auch fettarmes Fleisch, Fisch und Milchprodukte. Getreide, Hülsenfrüchte, Kerne und Körner liefern zwar relativ viele Kalorien, sind aber auch reich an wertvollen Inhaltsstoffen.

Etwas anders liegt der Fall bei Ölen und Fetten. Bei ihnen sieht das Verhältnis zwischen Nährstoffen und Kaloriengehalt schon erheblich ungünstiger aus. Sie enthalten zwar die fettlöslichen Vitamine A und E, aber auch reichlich Kalorien. Die Nahrungsfette sollten sparsam eingesetzt werden. Zu einer gesunden und ausgewogenen Ernährung gehören sie aber dennoch.

Eine Alternative zum Industrie-zucker ist beispiels-weise schwarze Melasse – auch wenn der Geschmack nicht jedermanns Sache ist. Melasse enthält zahlreiche wichtige Mineralstoffe und Spurenelemente.

Vitamine in Bestform statt leerer Kalorien

Industriezucker und Alkohol dagegen brauchen wir nicht. Sie enthalten außer Kalorien keine lebensnotwendigen Nährstoffe. Früher nannte man das leere Kalorien. Wissenschaftlich betrachtet, haben sie so gut wie keine Nährstoffdichte. Bei unseren Hauptgerichten haben wir bevorzugt Lebensmittel mit hoher Nährstoffdichte eingesetzt – damit Sie bei niedrigem Kaloriengehalt optimal mit allen Stoffen versorgt werden, die Sie brauchen.

Auswahl ganz nach Tageslaune

Sie finden hier eine Mischung aus warmen und kalten Hauptgerichten, die Sie selbst auf den Tag verteilen können. Dazu gehören Pfannengerichte, Suppen, Sandwiches, Salate – mal vegetarisch, mal mit Fleisch, mal mit Fisch. So kommt die Abwechslung nicht zu kurz, und Sie können nach Ihren Lieblingszutaten auswählen.

Köstliches mit Fisch und Fleisch

Spaghetti mit Muschelsauce

Ein problemlos zuzubereitendes Essen für Nudelfans.

Dosentomaten sind oft aromatischer als die frischen. Bei der Verwendung von frischen Tomaten müssen Sie eventuell noch etwas Tomatenmark hinzugeben, um den Geschmack zu intensivieren.

Zutaten *1 Zwiebel • 1 Knoblauchzehe • 1 TL Olivenöl • 1 Chilischote • 1/2 Dose geschälte Tomaten • 1/4 l Wasser • 100 g Miesmuschelfleisch • Salz, Pfeffer aus der Mühle • 1 TL Balsamicoessig Thymian (frisch oder getrocknet) • 100 g Vollkornspaghetti*

Zubereitung Zwiebel und Knoblauch abziehen, würfeln und im Olivenöl anbraten. Chilischote der Länge nach aufschneiden, entkernen und in feine Ringe schneiden. Zugeben und mit anbraten. Tomaten und das Wasser zugeben und bei offenem Deckel und starker Hitze etwa 30 Minuten lang garen lassen. Die Miesmuscheln in der Sauce erwärmen. Mit Salz, Pfeffer, Essig und Thymian abschmecken. Die Vollkornspaghetti in Salzwasser gar kochen und mit der Muschelsauce mischen.

Die Fit-Bewertung

Das Rezept kombiniert wertvolle Kohlenhydrate und Eiweiß. Außerdem ist es reich an Jod und Vitamin E (deckt den vollen Tagesbedarf).
- *Fettgehalt:* 11 Gramm
- *Kilokalorien:* 500

Pasta aus Weizenmehl ist natürlich ein Grundbaustein der italienischen Küche. Vollkornnudeln sind gesünder, haben aber auch eine längere Garzeit.

Das kleine Extra

Seien Sie vorsichtig beim Verarbeiten von Chilischoten. Danach muss man sich gründlich die Hände waschen und nicht die Finger ablecken oder die Augen reiben. Chilis gibt es in zahlreichen Formen und Schärfegraden, wobei im Allgemeinen die Regel gilt: je kleiner, desto schärfer.

Forelle blau

Ein kalorienarmes Festtagsessen für Fischfreunde. Laden Sie doch mal jemanden dazu ein!

Zutaten 1 küchenfertige Forelle • Salz • 1 Lorbeerblatt • Essig
3 kleine Kartoffeln • 2 EL Crème fraîche • 1 TL geriebener
Meerrettich • 30 g Feldsalat • 1 Schalotte • 1 TL Balsamicoessig
1 TL körniger Senf • 1 EL Orangensaft • 1 TL Olivenöl
Pfeffer aus der Mühle

Zubereitung Den Fisch von innen und außen waschen. Etwa 1 Liter Salzwasser mit Lorbeer und Essig aufkochen. Die Forelle im Sud ca. 15 Minuten lang gar ziehen lassen. Den Topf dafür von der Kochstelle nehmen. Die Kartoffeln schälen, in kochendem Salzwasser garen. Crème fraîche und Meerrettich verrühren. Den Feldsalat putzen und waschen. Die Schalotte abziehen und sehr fein würfeln. Für das Dressing Essig, Senf und Orangensaft gut miteinander verquirlen. Öl und Schalottenwürfel darunter schlagen. Mit Salz und Pfeffer abschmecken. Die Kartoffeln abgießen, mit der Forelle, Meerrettichsahne und Feldsalat anrichten.

Forellen aus Gebirgsflüssen gelten als die besten. Regenbogenforellen werden vor allem in Zuchtteichen gehalten. Die Lachsforelle ist ein Riesenfisch von bis zu einem Meter Länge und hat wie der Lachs rosafarbenes Fleisch.

Das kleine Extra

Die Forelle beim Waschen nicht zu kräftig schrubben. Sonst löst sich die Schleimschicht, die den Fisch umgibt, und er wird beim Garen nicht mehr blau.

Die Fit-Bewertung

Eine Forelle liefert den Tagesbedarf an Vitamin D. Dieses Vitamin ist ein Nährstoff, den wir uns vor allem im Herbst und Winter mit der Nahrung zuführen müssen.

- *Fettgehalt:* 16 Gramm
- *Kilokalorien:* 500

Seelachs in Pergamenthülle

Schonend mit Papier umwickelt und gegart, bleibt der Fisch saftig.

Die grünen Limetten sind zwar etwas teurer als Zitronen, aber dafür auch aromatischer und saftreicher. Auch die Schale kann man verwenden, da sie in der Regel unbehandelt ist.

Zutaten *1 kleine Fenchelknolle mit Grün • 1 kleine Zucchini*
1 Schalotte • 20 g Kräuterbutter • 200 g Seelachsfilet • Salz
weißer Pfeffer • 1 Limette • 3 Bögen Pergamentpapier
2 Scheiben Vollkorntoast

Zubereitung Den Fenchel waschen, putzen und in Spalten schneiden. Die Zucchini in sehr dünne Scheiben schneiden. Die Schalotte abziehen und in Ringe schneiden. Das Fenchelgrün fein hacken, in der Butter andünsten. Die Schalottenringe und das Gemüse zugeben und darin schwenken. Das Seelachsfilet unter kaltem Wasser waschen, trockentupfen, salzen und pfeffern. Die Limette in Scheiben schneiden. 2 Bögen Pergamentpapier übereinander legen. Gemüse und Seelachs darauf verteilen, mit Limettenscheiben belegen. Mit dem letzten Bogen abdecken und die Ränder mehrmals umknicken. Auf einem Blech bei 200 °C im Backofen ca. 15 Minuten lang garen. Das Paket erst auf dem Teller öffnen. Dazu schmeckt Toastbrot gut.

Das kleine Extra

Beim Garen im Pergamentpapier sparen Sie Fett, und das Gargut bleibt besonders saftig.

Öfter mal Fisch statt Fleisch. Fischgerichte sind wesentlich fettärmer und versorgen den Körper darüber hinaus mit wertvollen Nährstoffen.

Die Fit-Bewertung

Seelachs ist reich an Jod. Vor allem die Schilddrüse braucht das wichtige Spurenelement, um einwandfrei zu arbeiten. Ein bis zwei Fischportionen pro Woche gehören deshalb auf Ihren Speiseplan.

- *Fettgehalt:* 20 Gramm
- *Kilokalorien:* 500

Pochiertes Schweinefilet

In würzigem Sud gegartes Filet wird butterzart. Dazu schmeckt marktfrischer Sauerampfer besonders interessant.

Sauerampfer enthält wie Spinat ziemlich viel Oxalsäure. Daher ist bei Neigung zu Nierensteinen Zurückhaltung geboten. Ein paar Blättchen im Salat dürften aber kaum schaden.

Zutaten *1 Bund Suppengrün • 1/2 unbehandelte Zitrone*	
3 fest kochende Kartoffeln • 1 Gewürznelke • 1 Lorbeerblatt	
2 weiße Pfefferkörner • 1 TL Gemüsebrühe (Instant)	
125 g mageres Schweinefilet • 1 kleiner Meerrettich	
1 Bund Sauerampfer • Salz, weißer Pfeffer aus der Mühle	
2 EL Crème fraîche	

Zubereitung Das Gemüse putzen und zerkleinern. Von der Zitrone 2 dünne Scheiben abschneiden. Die Kartoffeln schälen. Mit den Gewürzen, 1/2 Liter Wasser und der Brühe aufkochen. Das Filet darin bei schwacher Hitze zugedeckt ca. 20 Minuten gar ziehen lassen. Die Zitrone auspressen, den Meerrettich schälen und fein raspeln. Sofort mit dem Zitronensaft vermischen. Den Sauerampfer verlesen und

Als Beilage zum Schweinefilet eignet sich auch vitaminreicher Spinat. Man bekommt ihn ganz frisch am besten auf dem Wochenmarkt.

putzen. Filet, Suppengemüse und Kartoffeln aus dem Sud nehmen und warm stellen. Den Sud durch ein Sieb streichen und bei starker Hitze einige Minuten lang auf die halbe Flüssigkeitsmenge einkochen lassen. Den Sauerampfer sowie den Meerrettich zugeben und mit einem Mixstab darin pürieren. Mit Salz und Pfeffer abschmecken. Die Crème fraîche vorsichtig unterziehen. Das Filet in Scheiben schneiden, mit Kartoffeln, Gemüse und der Sauce auf Tellern anrichten.

Das kleine Extra

Pochieren ist eine der fettärmsten Zubereitungsarten für Fleisch überhaupt. Der würzige Sud wird anschließend eingekocht und für eine intensive Sauce verwendet.

Die köstlichen Zuckerschoten haben eine ganz kurze Saison. Danach sind sie meist nur noch importiert und leicht angewelkt im Handel zu finden. Hier lohnt es sich, zur Hauptsaison zuzugreifen und das edle Gemüse einzufrieren.

Meerrettich darf niemals mitkochen, sondern wird erst zum Schluss zu Saucen gegeben. Er verliert sonst völlig sein Aroma und seine pikante Schärfe.

Die Fit-Bewertung

Schweinefleisch ist reich an Eisen, Selen und Vitamin B1. Besonders das Filet liefert viel wertvolles Eiweiß bei geringem Fettgehalt. Frischer Sauerampfer trägt zur Deckung des täglichen Bedarfs an Karotin und Vitamin C bei.

- *Fettgehalt:* 12 Gramm
- *Kilokalorien:* 380

Chinapfanne mit Hähnchenbrust

Ein schnelles Rezept für mageres Geflügelfleisch. Schmeckt am besten, wenn es im Wok zubereitet wird. Notfalls tut es natürlich auch eine Pfanne.

Zutaten *60 g Naturreis • Salz • 100 g Hähnchenbrust • Pfeffer aus der Mühle • 1 Knoblauchzehe • 1 Möhre • 1 Frühlingszwiebel 50 g Austernpilze • 50 g tiefgekühlte Zuckerschoten • 1 EL Sesamöl Sojasauce • 1/2 Bund frischer Koriander*

Zubereitung Den Reis in etwa 1/4 Liter Salzwasser zum Kochen bringen und ca. 30 Minuten lang bei schwacher Hitze ausquellen lassen. Die Hähnchenbrust waschen, gründlich trockentupfen, nach Belieben salzen und pfeffern.

Sojasauce und Austernpilze verleihen diesem Wokgericht die asiatische Note. Sie können das Gericht auch mit in Streifen geschnittenen Bambussprossen variieren.

Den Knoblauch abziehen und zerdrücken. Möhre in feine Streifen, Frühlingszwiebel in feine Ringe schneiden. Austernpilze putzen, in mundgerechte Stücke schneiden. Zuckerschoten antauen. Das Öl im Wok oder einer beschichteten Pfanne erhitzen. Das Fleisch kross anbraten. Gemüse zugeben und andünsten. Bei Bedarf noch etwas Wasser zugeben. Mit Salz, Pfeffer und Sojasauce abschmecken. Koriander fein schneiden und unterheben.

Das kleine Extra

Sie bekommen fast alle Kräutersorten frisch, wenn Sie sie bei Ihrem Gemüsehändler vorbestellen. Dann kann er Ihnen das Gewünschte auf dem Großmarkt besorgen. Koriandergrün kann man leider nur schwer auf dem Balkon oder im Garten ziehen – es braucht viel Wärme und geht in unserem Klima meist rasch ein.

Die Fit-Bewertung

Hähnchenbrust ist ausgesprochen fettarm (enthält nur ein Prozent Fett) und dabei reich an den wertvollen Stoffwechselvitaminen B1, B2, Niazin und B6.

- *Fettgehalt:* 13 Gramm
- *Kilokalorien:* 510

Sojasauce brauchen Sie für fast alle fernöstlichen Gerichte. Sie gilt als älteste Würzsauce der Welt und schmeckt je nach Herkunft unterschiedlich. Chinesische Sojasauce ist salzig und dickflüssig, japanische dünn und aromatisch würzig, indonesische dünn und süß.

Im Mittelpunkt – Gemüse

Rosenkohlgratin mit Käsekruste

Zutaten *500 g Rosenkohl • Salz • 2 Scheiben Vollkornbrot mit Sonnenblumenkernen • 50 g Edamer (Fettgehalt: 30%) Pfeffer aus der Mühle • geriebene Muskatnuss • 1 EL Crème fraîche*

Weichen Käse wie Edamer kann man besser reiben, wenn man ihn zuvor kurz ins Tiefkühlfach legt. Geriebener Käse lässt sich auch sehr gut portionsweise einfrieren und kann ohne vorheriges Auftauen zum Überbacken verwendet werden.

Zubereitung Den Rosenkohl putzen und in Salzwasser 15 Minuten lang garen, dann abgießen. Das Brot in kleine Würfel schneiden und in einer heißen Pfanne ohne Fett etwas anrösten. Zum Abkühlen sofort aus der Pfanne nehmen. Käse reiben und mit den Brotwürfeln vermischen. Den Rosenkohl in eine Auflaufform geben. Mit Salz, Pfeffer und Muskatnuss würzen. Crème fraîche mit einem Messer auf den Rosenkohlköpfchen verteilen. Brot-Käse-Mischung darüber geben. Auf der mittleren Schiene im Backofen bei 250 °C gratinieren, bis der Käse leicht gebräunt ist.

Das kleine Extra

In der gemüsearmen Jahreszeit können Sie natürlich dabei auch tiefgekühlten Rosenkohl verwenden; sein Vitamingehalt ist genauso gut. Eine 300-Gramm-Packung entspricht dabei der in unserem Rezept angegebenen Menge.

Gleichmäßig gar und trotzdem bissfest wird Rosenkohl für dieses Gericht, wenn man ihm beim Putzen ein kleines Kreuz in den Strunk schneidet.

Auch viele andere Gemüsearten kann man auf diese Art zubereiten. Probieren Sie statt Rosenkohl beispielsweise auch einmal Kohlrabi oder Schwarzwurzeln.

Die Fit-Bewertung

Rosenkohl ist reich an Vitamin C (der Tagesbedarf ist mit diesem Gericht gedeckt) und Mineralstoffen. Nutzen Sie die Kohlsaison, um das zarte Gemüse so oft wie möglich zu genießen! In einzelne Blättchen zerpflückt, ist er eine delikate Suppeneinlage (dann nur ganz kurz erhitzen!).

- *Fettgehalt:* 15 Gramm
- *Kilokalorien:* 500

Nudelauflauf mit Schafskäse

Das mögen auch Kinder garantiert. Der Auflauf wird schön würzig durch den Schafskäse.

Zutaten *90 g kurze Vollkornnudeln • Salz • 1 Zwiebel • 1 Knoblauchzehe • 1 gelbe Paprikaschote • 1 Zucchini • 1 TL Olivenöl 1/2 Dose Tomaten • Pfeffer aus der Mühle • 50 g Schafskäse*

Zubereitung Die Nudeln in reichlich kochendem Salzwasser bissfest garen und anschließend abgießen. Die Zwiebel und den Knoblauch abziehen. Beides fein würfeln. Paprika in mundgerechte Stücke, Zucchini in Scheiben schneiden. Das Olivenöl in einer beschichteten Pfanne erhitzen. Zwiebel und Knoblauch darin anbraten. Gemüse zugeben und kurz darin andünsten. Die Tomaten grob zerkleinern, mit dem Gemüse und den Nudeln mischen, kräftig mit Salz und Pfeffer abschmecken. Alles in eine Auflaufform geben. Den Schafskäse würfeln und auf dem Ganzen verteilen.
Nudelauflauf im Backofen bei 200 °C auf der mittleren Schiene ca. 25 bis 30 Minuten lang leicht bräunen.

Das kleine Extra

Wenn Tomaten Saison haben und preisgünstig sind, können Sie auch frische verwenden. Nehmen Sie Flaschentomaten aus Italien oder heimische Suppentomaten. Sie sind besonders aromatisch. Tomaten überbrühen, Haut und Strunk entfernen. Für den Auflauf brauchen Sie vier bis fünf Stück davon.

Schafskäse oder Feta gibt es in milderen oder würzigeren Sorten. Fetakäse wird auch häufig ganz oder teilweise aus Kuhmilch hergestellt; er ist dann fester in der Konsistenz und milder. Schärfer und eher krümelig sind die Sorten aus Schafsmilch, die hauptsächlich aus Griechenland, Bulgarien und Korsika importiert werden.

Die Fit-Bewertung

Bei Vollkornnudeln müssen Sie auf das Haltbarkeitsdatum achten und sollten sich keine größeren Vorräte zulegen. Wie auch beim Vollkornmehl ist die Lagerfähigkeit viel kürzer als bei Produkten aus ausgemahlenem weißen Mehl.

Vollkornnudeln enthalten gut doppelt so viel Magnesium wie Weißmehlnudeln, und ihr Gehalt an B-Vitaminen ist durchweg höher. Das macht sie besonders für Gestresste zur gesünderen Alternative. Ihr etwas anderer Biss macht sie zunächst vielleicht etwas gewöhnungsbedürftig. Besonders gut schmecken Vollkornnudeln aus Hartweizen, die es mit und ohne den Zusatz von Eiern gibt.

- *Fettgehalt:* 19 Gramm
- *Kilokalorien:* 600

Pikanter Bohnentopf

Auch deftige Hausmannskost passt in eine Diät. Wenn man weiß, wie sie fettarm variiert wird, kann man ausgiebig in köstlichen Gemüseeintöpfen für jede Jahreszeit schwelgen. Durch die Würzung mit verschiedenen frischen Kräutern und anderen Gewürzen ergeben sich vielfältige Varianten, die keine Langeweile aufkommen lassen.

Zutaten *3 große Kartoffeln • 1 Zwiebel • 400 g grüne Bohnen*
1 Bund Bohnenkraut • 40 g durchwachsener Speck • 2 TL gekörnte
Brühe • 1 Bund Petersilie • 2 kleine Tomaten • Salz, Pfeffer

Zubereitung Die Kartoffeln schälen und in mundgerechte Stücke schneiden. Zwiebel abziehen und würfeln. Bohnen und -kraut waschen und putzen. Den Speck fein würfeln und in einem Topf auslas-

Grüne Bohnen haben eine günstige Nährstoffdichte, d.h. ein optimales Vitamin-Mineralstoff-Kalorienverhältnis. Im Vordergrund stehen Kalium, Eisen, Karotinoide und Folsäure. Damit diese Stoffe erhalten bleiben, sollten sie immer frisch zubereitet werden.

sen. Zwiebel und Kartoffeln darin anbraten. Bohnen, Bohnenkraut, Brühe und 300 Milliliter Wasser zugeben. Zugedeckt ca. 15 Minuten schwach kochen lassen. Petersilie hacken. Tomaten achteln. Beides kurz miterhitzen.

Das kleine Extra
Der Trick mit dem Auslassen: Verwenden Sie durchwachsenen Speck, und nutzen Sie das enthaltene Fett als Bratfett. Beim langsamen Anbraten tritt es aus, und Sie können Gemüse darin andünsten. So bekommt das Gericht zusätzlich ein herzhaftes Aroma.

Die Fit-Bewertung
Reichlich Gemüse zum Sattessen, das wertvolles Vitamin C, Kalium und Magnesium liefert.
- *Fettgehalt:* 16 Gramm
- *Kilokalorien:* 535

Fleisch in mäßigen Portionen sorgt für ausreichend Eisen im Organismus. Reine Vegetarier müssen besonders auf ihren Eisenhaushalt achten, weil das lebenswichtige Metall aus pflanzlicher Nahrung vom Körper nur schwer zu verwerten ist.

Knackig-frische Salate

Ein guter Salat stellt auch im Job eine prima Alternative dar. Natürlich kostet es etwas Mühe, die Zutaten dafür zusammenzustellen – aber welch ein Unterschied zu einem lieblosen Schnellimbiss!

Salat kann so richtig anmachen. Die große Auswahl an unterschiedlichen Sorten und immer wieder neu komponierte Dressings sorgen für gesundes und abwechslungsreiches Essvergnügen.

Pikanter Radieschensalat

Dieser Salat ist ein richtiger Fitmacher. Die Schärfe bringt Sie garantiert wieder auf Vordermann.

Zutaten *1 großes Bund Radieschen • 1 Zwiebel • 60 g Harzer Käse*
1/2 Kopf Blattsalat (z. B. Römersalat, Eichblattsalat oder
Lollo Rosso) • 1 EL körniger Dijonsenf • 4 EL Apfelsaft
2 TL Balsamicoessig • Salz, Pfeffer • 1 TL Olivenöl
1 Laugenbrezel oder 1 Vollkornbrötchen

Zubereitung Die Radieschen waschen, putzen und in Scheiben schneiden. Die Zwiebel in feine Ringe schneiden. Harzer Käse fein würfeln. Den Blattsalat waschen, putzen und in mundgerechte Stücke zupfen. Mit den vorbereiteten Zutaten auf einem Teller anrichten. Für das Salatdressing Senf, Apfelsaft, Essig, Salz und Pfeffer kräftig miteinander verschlagen. Das Olivenöl zugeben und so lang rühren, bis sich eine sämige Mischung ergibt. Das Salatdressing gleichmäßig über den Teller mit dem Blattsalat träufeln und die Laugenbrezel oder das Vollkornbrötchen dazu essen.

Radieschen gehören zur Rettichfamilie und sind Gemüse und Gewürz zugleich. Ihre Schärfe haben sie vom Senföl. Sie enthalten außerdem Vitamin C, Eisen und Kalium.

Das kleine Extra

Um Öl zu sparen, können Sie Salatdressings beispielsweise mit Fruchtsaft, Gemüsebrühe oder Tomatensaft verlängern. Wenn Sie ganz frische Eier bekommen, können Sie die Salatsauce auch mit einem Eigelb binden. Falls Sie nicht ganz sicher sind, wie frisch das Ei ist, sollten Sie wegen der Gefahr einer Salmonelleninfektion lieber ein hart gekochtes Eigelb zerdrücken. Das macht die Sauce sämiger. Einen ähnlichen Effekt erreichen Sie, wenn Sie etwas mehr frisch gehackte Kräuter unterrühren. Weitere Alternativen sind auch eine zerdrückte Banane oder eine zerquetschte Kartoffel.

Die Fit-Bewertung

Ätherische Öle aus Radieschen und Zwiebel stimulieren die Atemwege und aktivieren den gesamten Stoffwechsel. Die angenehme Schärfe macht den Kopf wieder frei für klares Denken und bessere Konzentrationsfähigkeit. Der Salat deckt außerdem 40 Prozent des Kalziumtagesbedarfs.

- *Fettgehalt:* 9 Gramm
- *Kilokalorien:* 350

Die appetitlich roten und würzig schmeckenden Radieschen sind als Snack oder in Scheiben geschnitten auf dem Rohkostteller eine farbige und gesunde Bereicherung Ihrer Ernährung.

Salat mit Melone und Putenbrust

Eine köstliche Kombination aus erntefrischen Salaten und saisonalen Früchten mit knuspriger Putenbrust.

Zutaten *100 g gemischter Blattsalat (z. B. Eisbergsalat,*
Lollo rosso, Eichblattsalat, Rauke, Radicchio) • 100 g Honigmelone
1 Apfel • 2 EL Zitronensaft • 1 EL Weißweinessig
1/2 TL Ahornsirup • Salz, Pfeffer aus der Mühle
1 TL Walnussöl • 1/2 Bund Schnittlauch • 100 g Putenbrustfilet
1 TL Sonnenblumenöl

Zubereitung Salat waschen, putzen und in mundgerechte Stücke zupfen. Melonenfruchtfleisch würfeln. Apfel entkernen und das Fruchtfleisch in Spalten schneiden. Mit etwas Zitronensaft beträufeln. Blattsalat und Früchte auf einem Teller anrichten. Den Essig, restlichen Zitronensaft, Ahornsirup und Gewürze verquirlen. Walnussöl darunter schlagen. Schnittlauch in Röllchen schneiden und unterheben. Den Salat mit dem Dressing beträufeln. Die Putenbrust waschen, trockentupfen, salzen und pfeffern. Sonnenblumenöl in einer beschichteten Pfanne erhitzen und die Putenbrust darin goldbraun braten. Mit dem Salat anrichten. Pfeffer darüber mahlen.

Wenn Sie feststellen wollen, ob eine Honigmelone richtig reif ist: Schnuppern Sie mal! Die Melone sollte aromatisch duften und an Ananas erinnern.

149

Das kleine Extra

Wenn Sie häufiger Salat essen, kaufen Sie ruhig mehrere Salatköpfe auf einmal. Nicht gewaschen, eventuell leicht mit Wasser besprüht und in eine Tüte gewickelt, halten sie sich im Kühlschrank einige Tage lang frisch. So können Sie besser kombinieren und haben mehr Abwechslung. Bereits geputzte Salatblätter bewahrt man tropfnass in einer aufgepusteten und fest verschlossenen Plastiktüte kühl auf.

Die Fit-Bewertung

Geflügelbrust ist besonders reich an den B-Vitaminen B1, B2, Niazin und B6, denen sehr wichtige Stoffwechselfunktionen zukommen.

- *Fettgehalt:* 10 Gramm
- *Kilokalorien:* 340

Griechischer Salat

Erfrischend und pikant wie im Urlaub: mit Frühlingszwiebel und Tomaten. Bohnen und Käse sorgen dafür, dass der Salat satt macht.

Bohnen und andere Hülsenfrüchte müssen normalerweise eingeweicht und recht lang gekocht werden. Diese Zeit können Sie sparen, indem Sie Konserven verwenden. Der Nährstoffgehalt ist nicht schlechter.

Zutaten *1 Frühlingszwiebel • 2 eingelegte Peperoni • 1/2 gelbe Paprika • 2 Tomaten • 150 g weiße Bohnen aus dem Glas 40 g Schafskäse • 5 EL Tomatensaft • 1 EL Balsamicoessig 1 TL Olivenöl • Salz, Pfeffer • Tabasco • 1/2 Bund Schnittlauch 1 Scheibe Vollkorntoast*

Zubereitung Die Frühlingszwiebel und die Peperoni in feine Ringe schneiden. Paprika und Tomaten würfeln. Die Bohnen gut abtropfen lassen. Die vorbereiteten Zutaten miteinander vermischen. Den Schafskäse zerbröckeln und über den Salat streuen. Tomatensaft, Essig und Olivenöl zu einem Dressing verrühren. Mit Salz, Pfeffer und etwas Tabasco pikant abschmecken. Den Salat mit dem Dressing mischen. Den Schnittlauch in feine Röllchen schneiden und unterheben. Vollkorntoast dazu essen.

Das kleine Extra

Eigentlich wird Schafskäse aus Schafsmilch hergestellt. Es darf aber auch Kuhmilch verwendet werden. Dieser »Feta« fällt dann in der Regel etwas milder aus. Achten Sie also auf die Packungsangaben, oder fragen Sie beim Händler nach. Dann bekommen Sie den Schafskäse nach Ihrem Geschmack.

Vor allem in heißen Sommermonaten schmeckt dieser erfrischende Salat köstlich. Sie können ihn auch prima mit Oliven variieren.

Die Fit-Bewertung

Enthält wertvolles pflanzliches Eiweiß aus Hülsenfrüchten, kombiniert mit Vitaminen. Das macht satt und hält fit. Der Salat deckt den halben Tagesbedarf an Eisen und Folsäure.

- *Fettgehalt:* 15 Gramm
- *Kilokalorien:* 550

Fenchel-Orangen-Salat

Der im Geschmack anisähnliche Fenchel verbindet sich hervorragend mit Früchten. Bei uns ist er noch nicht so gebräuchlich, aber in den Mittelmeerländern ist er für viele Gerichte unentbehrlich.

Folsäure braucht der Körper zur Blutbildung und für die Zellteilung. Besonders reichlich ist sie in Blattgemüsen – vor allem als Rohkost –, in Leber und Vollkornprodukten enthalten.

Zutaten *1 Schalotte • 1 kleine Fenchelknolle mit Grün • 1 Orange*
10 Walnusshälften • 1 Becher Magermilchjoghurt (150 g)
Salz, weißer Pfeffer aus der Mühle • 1 Knoblauchzehe
1 tiefgekühltes Pittafladenbrot

Zubereitung Die Schalotte abziehen und fein hacken. Den Fenchel putzen, die holzigen Teile entfernen und den harten Strunk in der Mitte keilförmig ausschneiden. Die Stiele kürzen und in Streifen schneiden. Das Fenchelgrün waschen und fein hacken. Die Orange so schälen, dass die weiße Haut mitentfernt wird. Die Filets zwischen den Trennhäuten herausschneiden. Dabei den Saft auffangen. Die Walnüsse hacken. Joghurt mit Orangensaft, Salz, Pfeffer, Fenchelgrün und Nüssen verquirlen und abschmecken. Den Salat damit anmachen. Den Knoblauch abziehen. Aufgetautes Pittabrot toasten oder im Backofen anrösten, aufschneiden und mit dem frischen Knoblauch ausreiben. Das Pittabrot nach Belieben mit dem Salat füllen oder dazu essen.

Das kleine Extra

Wer das leicht lakritzige Fenchelaroma liebt, kann es noch intensivieren, indem er frische Fenchelsamen zerstößt und hinzufügt.

Die Fit-Bewertung

Das Vitamin C aus Fenchel und Orange bringt die Abwehrkräfte auf Vordermann und stärkt das Immunsystem. Eine knackige Winterrohkost, die hilft, die kalte Jahreszeit zu überstehen.

- *Fettgehalt:* 15 Gramm
- *Kilokalorien:* 560

Pikant belegte Brote

Frühlingsquark zu Vollkornbrötchen

Selbst gemacht schmeckt der Quark viel besser, als fertig gekauft. Da kommen die frischen Kräuter richtig zur Geltung.

Zutaten *1/2 rote Paprikaschote • 1 Frühlingszwiebel • 1 Bund gemischte Frühlingskräuter (ersatzweise 1 Päckchen tiefgekühlte Kräuter) • 1 Knoblauchzehe • 125 g Quark (Fettgehalt: 20%) 1 TL Leinsamen • Salz, Pfeffer aus der Mühle • 1 Vollkornbrötchen*

Zubereitung Die Paprikaschote fein würfeln. Die Frühlingszwiebel in feine Ringe schneiden. Alle Kräuter waschen und zerkleinern. Den Knoblauch abziehen, in den Quark drücken und unterrühren. Das Gemüse und die Kräuter unterheben. Den Leinsamen (möglichst geschrotet) dazugeben. Den Quark mit Salz und Pfeffer abschmecken. Das Vollkornbrötchen dazu essen.

Das kleine Extra

Wenn Sie statt Quark Kefir nehmen und alle Zutaten kräftig durchpürieren, bekommen Sie einen erfrischenden Vitamindrink.

Frische Kräuter sollte man vor dem Zerkleinern nur ganz kurz kalt waschen und gründlich trockenschütteln. Am leichtesten geht das Zerkleinern mit einem Wiegemesser. Das zarte Aroma verflüchtigt sich rasch, deshalb erst direkt vor der Verwendung hacken!

So ein appetitliches Sandwich ist ideal als kleiner Snack im Büro. Allerdings sollte man es immer frisch zubereiten, da es sonst durchweichen kann.

Die Fit-Bewertung

Leinsamen ist ein magen- und darmfreundlicher Ballaststoff mit zusätzlichem Vitamin-E-Gehalt. Sein nussiger Geschmack passt gut zu pikanten und fruchtigen Quarkzubereitungen. Um in den Genuss seiner Vorzüge zu kommen, sollte Leinsamen geschrotet werden. Sonst kann der Körper die harte Schale der Samen nicht knacken.

- *Fettgehalt:* 10 Gramm
- *Kilokalorien:* 350

Krabbensandwich

Feine Sache, so ein Krabbenbrot mit Dill und frischem Brot – allerdings Vorsicht, bei Hitze verderben Meeresfrüchte rasch.

Zutaten *1 Blatt Kopfsalat • 1 kleines Stück Salatgurke • frischer Dill • 2 EL Magerquark • Kräutersalz • weißer Pfeffer aus der Mühle • 40 g Krabbenfleisch • Zitronensaft • 2 Scheiben Haferbrot frische Kresse • 1 TL geröstete Sesamsamen*

Zubereitung Salat waschen und trockentupfen. Die Gurke waschen und in Scheiben schneiden. Den Dill fein hacken. Quark mit Dill, Salz und Pfeffer verrühren. Krabben mit Zitronensaft beträufeln und Pfeffer darüber mahlen. 1 Brotscheibe mit Salat belegen. Quark, Krabben, Gurke und Kresse darauf verteilen. Mit Sesam bestreuen und mit der anderen Brotscheibe abdecken.

Kräuterquark ist ein Allroundtalent und schmeckt auf Brot, zu Kartoffeln oder als Dip zu Gemüse. Mit verschiedenen Kräutermischungen und Gewürzen wie Paprika, Selleriesalz und grünem Pfeffer können Sie ihn immer wieder neu variieren.

153

Kopfsalat bringt Farbe auf Ihr Brot und kommt am besten frisch aus dem Garten oder aus biologischen Freilandkulturen.

Das kleine Extra

So ein Sandwich ist ideal vorzubereiten. Achten Sie darauf, dass der Salat richtig trocken ist, dann weicht das Brot nicht durch.

Besonders köstlich schmeckt das Sandwich mit den kleinen Nordseekrabben. Die sind allerdings ziemlich teuer. Natürlich tun es auch die etwas größeren und preiswerteren Shrimps.

Die Fit-Bewertung

Erstaunlich, wie viel Nährwert zwischen zwei Brotscheiben Platz hat: Zink, Jod und Eiweiß aus den Krabben; wertvolle Kohlenhydrate und Vitamine steuert das Vollkornbrot dazu bei.

- *Fettgehalt:* 5 Gramm
- *Kilokalorien:* 280

Italian Sandwich

Mozzarella, Tomate, Basilikum: die klassische italienische Vorspeise mal auf einem Brot.

Zutaten *1/2 Kugel Mozzarella (ca. 60 g) • 1/2 kleine rote Zwiebel*
2 Flaschentomaten • 2 frische Salatblätter • einige Stiele Basilikum
2 EL Quark • 1 EL Mineralwasser • Salz, Cayennepfeffer
2 Scheiben Roggenmischbrot mit Sonnenblumenkernen
Balsamicoessig zum Würzen

Zubereitung Den Mozzarella abtropfen lassen und in Scheiben schneiden. Zwiebel abziehen und in feine Ringe schneiden. Tomaten in Scheiben schneiden.

Den Salat und die Basilikumblättchen waschen, putzen und trockentupfen oder -schleudern. Quark, Mineralwasser, Salz und Pfeffer glatt rühren. Brote damit bestreichen. 1 Scheibe mit Tomate, Mozzarella, Zwiebelringen und Basilikumblättchen belegen. Etwas Balsamicoessig darüber träufeln. Mit der anderen Brotscheibe abdecken und halbieren.

Wenn Sie gerade keine Flaschentomaten bekommen können: Ebenfalls sehr aromatisch schmeckende Alternativen sind Strauchtomaten oder die kleinen süßen Cocktailtomaten.

Das kleine Extra
Fragen Sie beim Käsehändler mal nach dem echten Büffelmozzarella. Der ist viel würziger! Die roten Zwiebeln sind besonders gut für Salate geeignet, weil sie mild und saftig schmecken.

Die Fit-Bewertung
Dieses Sandwich bietet eine ausgewogene Mischung aus Eiweiß, Fett und Kohlenhydraten. Zwiebel und Kräuter tragen stimulierende ätherische Öle bei. Diese Mahlzeit deckt den halben Tagesbedarf an Vitamin B12.
- *Fettgehalt:* 14 Gramm
- *Kilokalorien:* 380

Wer wird denn gleich rot werden? Tomaten brauchen genügend Sonnenlicht, um ihr Aroma entfalten zu können. Meist schmecken die kleinen Cocktailtomaten oder die italienischen Eiertomaten am intensivsten.

Kleine Fitmacher für Zwischendurch

15 fettarme und abwechslungsreiche Möglichkeiten, den kleinen Hunger zwischendurch zu stillen. Alle Pausensnacks können Sie ganz einfach in Ihr Baukastensystem einsetzen. Sie haben jeweils 100 Kilokalorien und maximal zweieinhalb Gramm Fett.

Für Süßschnäbel und Naschhafte

- **Fruchtbuttermilch** 200 Milliliter Buttermilch mit dem frisch gepressten Saft von 1 Orange verquirlen. Nach Belieben noch zusätzlich mit etwas Zimt würzen.
- **Kiwiknäcke** 1 Scheibe Knäckebrot mit 1 Teelöffel Hüttenkäse bestreichen. 2 Kiwis dazu essen.
- **Melone** 200 Gramm Fruchtfleisch von 1 ausgereiften Honigmelone – besonders erfrischend, wenn die Melone gut gekühlt ist.
- **Weintrauben** 150 Gramm weiße oder blaue Trauben.
- **Himbeerquark** 3 Esslöffel Magerquark mit 100 Gramm Himbeeren vermischen.
- **Honigzwieback** 2 Scheiben Vollkornzwieback mit 1 Teelöffel Honig bestreichen.
- **Erdbeerjoghurt** 100 Gramm Erdbeeren vierteln und mit 1 Becher fettarmem Joghurt (150 Gramm) verrühren.
- **Cornflakes** 3 Esslöffel Cornflakes mit 1/8 Liter fettarmer Milch übergießen.
- **Fruchtsalat** 1 Orange und 1 Kiwi klein schneiden, mit 1 Teelöffel Kokosraspeln mischen. Mit etwas Zitronensaft abschmecken.
- **Birnenkefir** 1 reife Birne in Stücke schneiden und mit 100 Milliliter fettarmem Kefir mischen. Eventuell mit Zimt abschmecken.

Weintrauben sind ein idealer Snack bei einem Leistungstief, weil der Traubenzucker einen schnellen Energieschub liefert. Besonders süß schmecken die griechischen kernlosen Sultanatrauben.

Herzhaftes für kleine Pausen

- **Schnittlauchbrot** 1/2 Scheibe Vollkornbrot mit 2 Esslöffeln Magerquark bestreichen. Salzen, pfeffern und mit 1 Esslöffel Schnittlauchröllchen bestreuen. Statt Schnittlauch können Sie auch gehackte Basilikumblätter und 1 kleine Tomate nehmen.

Möhren und Karotten sind ein Wurzelgemüse, dem es in unseren rauen Wetterlagen ausgesprochen gut gefällt. Eine gesunde Zugabe auch auf Ihrem Pausenbrot.

- **Möhrenrohkost** 2 Möhren und 1 kleinen Apfel raspeln. Salzen, pfeffern, mit Zitronensaft und etwas Öl beträufeln.
- **Gurkensnack** 1 Salatgurke fein raspeln und mit 1 Becher fettarmem Joghurt (150 Gramm) verrühren. Nach Belieben mit frisch gepresstem Knoblauchsaft, Salz, Pfeffer und einigen Tropfen Tabasco abschmecken. Dazu 1 Scheibe Knäckebrot.
- **Sellerie mit Dip** 3 Esslöffel Magerquark mit 1 Teelöffel tiefgefrorenen Kräutern mischen. Mit Salz und Pfeffer abschmecken. 250 Gramm Stangensellerie dazu essen.
- **Tomatenknäcke** 2 Scheiben Vollkornknäcke mit je 1 Teelöffel Kräuterfrischkäse bestreichen. 2 Tomaten in Scheiben schneiden, darauf legen.

Möhrenrohkost sollten Sie mit etwas Fett essen. Nur so kann der Körper das darin enthaltene Beta-Karotin verwerten und in Vitamin A umwandeln.

157

FUN-REZEPTE FÜR MEHR LEBENSFREUDE

Unter Fun-Rezepten verstehen wir Gerichte, die einfach ein bisschen mehr Spaß machen. Wegen ihrer pfiffigen Zubereitung oder ihres ungewöhnlichen Geschmacks eignen sie sich gut für Einladungen, bei denen sich Ihre Gäste ganz bestimmt nicht auf Diät gesetzt fühlen. Natürlich können Sie sich aber auch ganz allein damit verwöhnen und etwas Abwechslung in Ihr Standardküchenrepertoire bringen. Zu jedem Rezept gibt es auch hier die Fit-Bewertung, die z. B. auf einen besonders hohen Vitamingehalt hinweist, sowie die Angabe des Fettgehalts in Gramm und der Kilokalorien.

Frühstücken wie ein König und zu Abend essen wie ein Bettelmann – an dieser Volksweisheit ist zumindest wahr, dass das Frühstück nicht zu knapp ausfallen sollte. Denn morgens brauchen Sie einen kräftigen Energieschub.

Frühstück – das fängt gut an

Für die Fun-Frühstücke gelten natürlich dieselben Bedingungen wie für die Fit-Frühstücke. Auch sie müssen mit 400 bis 450 Kilokalorien und um die 10 Gramm Fett verbucht werden und sollen vor allem die Versorgung mit Kohlenhydraten gewährleisten.

Auf keinen Fall sollten Sie diese Kalorien einsparen, um dafür beim Abendessen doppelt zuzulangen. Ihr Organismus braucht einen Energieschub am Morgen, um richtig in Schwung zu kommen. Ein hastig gekippter Kaffee, gefolgt von schnell aus der Konditorei geholtem süßem Gebäck am Vormittag im Büro machen zwar auch satt, lassen aber sämtliche Vitamine und Eiweiße vermissen. Außerdem programmieren Sie sich selbst darauf, sich in Eile und ganz nebenbei mit irgendetwas »abzufüttern«. Wo bleibt da der Genuss? Anders liegt der Fall, wenn Sie am frühen Morgen einfach noch nicht viel herunterbekommen. Dann starten Sie eben mit einer Zwischenmahlzeit und holen das Frühstück später nach. Bitte lesen Sie dazu auch die Frühstücksempfehlungen ab Seite 131 nach.

Für Frühaufsteher und Morgenmuffel

Hallo-Wach-Müsli

Zutaten *200 ml fettarme Milch (1,5% Fett) • 1 TL Kakaopulver*
1 TL Instantkaffee • 3 EL kernige Haferflocken • 1 EL Cornflakes
1 EL Kokosraspeln • 1 Banane • 1 EL Honig

Das Müsli kann man auch gut auf Vorrat mischen, so dass Sie nur noch Milch, Früchte und Honig hinzufügen müssen. Statt frischer Banane können Sie auch mal getrocknete Bananenchips probieren.

Zubereitung Milch aufkochen, Kakao und Kaffee zugeben und darin auflösen. Haferflocken, Cornflakes, Kokosraspeln und Bananenstücke in eine Schale geben. Mit heißer Milch übergießen. Honig darüber geben.

Das kleine Extra

Wer keinen Instantkaffee zur Hand hat, kann auch zwei bis drei Kaffeebohnen zwischen den Zähnen zerknacken. Statt Haferflocken können Sie auch Vollkornflockenmischungen nehmen.

Die Fit-Bewertung

Haferflocken sind besonders reich an B-Vitaminen, Magnesium, Eisen und Zink. Kombiniert mit fettarmer Milch und Obst ein Topfrühstück. Koffein sorgt für einen leichten Energieschub.

- *Fettgehalt:* 10 Gramm
- *Kilokalorien:* 450

Eine Delikatesse unter den Früchten ist die Heidel- oder Blaubeere. Sie bereichert Ihr Frühstücksmüsli außerdem durch viel Vitamin C, Kalzium, Phosphor und Eisen.

Studentenfuttermüsli

Kernig, knackig – das macht schon beim Kauen wach! Der Sanddornsirup sorgt für leichte Süße und fruchtigen Geschmack.

Zutaten *1 EL Studentenfutter (fertige Nuss-Frucht-Mischung)*
4 EL zarte Haferflocken • 1 EL gesüßter Sanddornsirup
200 ml fettarmer Kefir (1,5% Fett) • 1 reifer Pfirsich

Zubereitung Studentenfutter und Haferflocken mischen. Sirup und Kefir unterheben. Den Pfirsich klein schneiden und untermischen.

Das kleine Extra

Trockenfrüchte kann man bei niedriger Temperatur (50 °C) und eventuell leicht geöffnetem Backofen auch selbst herstellen. Gut durchtrocknen lassen und unter das Müsli mischen. Gut geeignet sind Apfelringe, entsteinte Pflaumen und Bananenscheiben.

Die Fit-Bewertung

Nomen est omen – Studentenfutter enthält wichtige Nährstoffe, die der Lernende benötigt, damit das Gehirn auf Hochtouren laufen kann. Leider steckt in den Nüssen eine Menge Fett. Deshalb nur sparsam verwenden. Sanddornsirup steuert reichlich Vitamin C bei.

- *Fettgehalt:* 10 Gramm
- *Kilokalorien:* 400

Kefir gilt als das Getränk der Hundertjährigen. Jedenfalls enthält der spritzige Sauermilchdrink hochwertiges Eiweiß, Vitamine und Mineralstoffe und sorgt für eine geregelte Verdauung.

Ein Müsli macht satt und versorgt den Körper mit allem, was er braucht. Und man kann mit Früchten der Saison auch hier immer wieder neue Geschmacksrichtungen entdecken.

Trinkmüsli

Wer morgens noch zu schwach zum Kauen ist, ist mit diesem Frühstück bestens bedient.

Zutaten *1 Mango • 2 frische Feigen • 100 ml Orangensaft*
100 ml fettarmer Kefir (1,5% Fett) • 3 EL Schmelzflocken
1 TL Ahornsirup • Zimt zum Abschmecken

Zubereitung Mango und Feigen schälen, das Fruchtfleisch in einen Mixer geben. Saft und Kefir dazugeben und das Ganze gut durchpürieren. Flocken und Sirup unterrühren. Mit Zimt abschmecken.

Das kleine Extra

Für dieses Müsli können Sie natürlich auch andere Früchte verwenden. Es lässt sich auch optimal mit ins Büro nehmen: Nach dem Pürieren in ein verschließbares Glas füllen. Flocken erst kurz vor dem Verzehr zugeben. Dann nochmals kräftig durchschütteln.

Die Fit-Bewertung

Die Mango ist ein echter Fitmacher. Ihr Gehalt an den Zellschutzstoffen Beta-Karotin, Vitamin C und E ist im Vergleich zu anderen Früchten besonders hoch.
- *Fettgehalt:* 6 Gramm
- *Kilokalorien:* 410

Schon im alten Orient galt die Feige als Heilfrucht, denn sie stärkt die Konzentration, reguliert die Verdauung und hilft bei Müdigkeit und Leistungsschwäche.

Pikante Apfel-Möhren-Rohkost

Zutaten *1 Möhre • 1 Stück frischer Ingwer • 1 Apfel • Zitronensaft*
1 EL Cashewkerne • 1 EL Crème fraîche • 1 TL Honig
Zimt zum Abschmecken • 2 Scheiben Vollkorntoast

Zubereitung Möhre und Ingwer schälen und fein reiben. Apfel schälen, entkernen und ebenfalls fein reiben. Vorbereitete Zutaten mischen und sofort mit Zitronensaft beträufeln. Cashewkerne hacken und unterheben. Crème fraîche und Honig unterrühren. Nach Belieben mit Zimt abschmecken. Toast dazu essen.

Das kleine Extra

Wann immer Sie Rohkost essen, sollten Sie etwas Fett dazugeben, damit das fettlösliche Beta-Karotin vom Körper verwertet werden kann. Zusätzlich hilft es, Rohkost zu zerkleinern. Möhren aus der Hand zu knabbern, bringt vitaminmäßig leider nicht viel, ist aber für die Zähne sehr gut.

Die Fit-Bewertung

Liefert jede Menge wertvolle Ballaststoffe, außerdem Vitamin C und Beta-Karotin.

- *Fettgehalt:* 12 Gramm
- *Kilokalorien:* 400

Die süßen Cashewnüsse wachsen an Bäumen in Afrika und Indien. Meist sind sie geschält zu kaufen. Besonders aromatisch schmecken sie, wenn man sie in einer Pfanne ohne Fett leicht anröstet.

»An apple a day keeps the doctor away!« Am besten isst man Äpfel mit der Schale und sogar mit dem Kerngehäuse. Das enthält nämlich viel Jod, Vitamine und Mineralstoffe.

Ei im Glas zu Brötchen

Für Eiliebhaber das Schönste überhaupt: ein flaumweiches Ei mit einem Klacks Butter und Salz.

Zutaten *1 Ei • 1 Bund Schnittlauch • 2 Vollkornbrötchen*
1 EL Ajwar (pikante Paprikapaste) • 50 g Harzer Käse
1 Messerspitze Butter • Salz, Pfeffer aus der Mühle

Zubereitung Das Ei weich kochen. Den Schnittlauch in Röllchen schneiden. Die Brötchen mit Ajwar bestreichen, mit Käse belegen und mit Schnittlauch bestreuen. Das Ei pellen, in ein Glas geben, leicht verrühren. Butter darauf zerlaufen lassen. Nach Belieben mit Salz, Pfeffer und Schnittlauch würzen. Zu den Brötchen essen.

Fettreduzierte Butter oder Margarine sollte nicht zum Braten verwendet werden. Für Pfannengerichte nehmen Sie am besten hocherhitzbare Pflanzenöle oder reines Butterschmalz.

Das kleine Extra

Legen Sie sich einen Vorrat an Butter- oder Margarineersatz an, um Fett zu sparen, z. B. Tomatenmark und fettarme Gemüsepasten.

Die Fit-Bewertung

Diese Mahlzeit hat ein gutes Kohlenhydrat-Eiweiß-Fett-Verhältnis. Es hält lang vor und gibt einem das Gefühl, richtig gefrühstückt zu haben. Ein idealer Tageseinstieg für Aktive.

- *Fettgehalt:* 9 Gramm
- *Kilokalorien:* 400

Ein Hauptgericht der besonderen Art: Wirsingroulade mit Zanderfilet. Zwar ist die Zubereitung etwas aufwändiger, doch es lohnt sich!

Hauptgerichte ohne Reue

Die Fun-Rezepte sind natürlich genauso gesund wie die Fit-Rezepte – nur ein bisschen ausgefallener. Probieren Sie ruhig mal was Neues aus, testen Sie unbekannte Kombinationen. Gerade während einer Diät muss Abwechslung sein!

Fisch und Fleisch von edel bis exotisch

Wirsingroulade mit Zanderfilet

Für die Füllung wird der Fisch fein püriert und mit frischen Kräutern gewürzt.

Zutaten *2 große Wirsingblätter • Salz • 100 g Zanderfilet weißer Pfeffer aus der Mühle • 1 EL Schlagsahne • 1/2 Bund Petersilie • 1 Schalotte • etwas Küchengarn • 1 große Möhre 150 g Wirsing • 1 TL Butterschmalz • 100 ml Gemüsebrühe (Instant) • 2–3 EL trockener Weißwein • 1 Prise Muskat 1 Scheibe Weizenvollkornbrot*

Zubereitung Wirsingblätter in Salzwasser 2 Minuten lang blanchieren. Fisch waschen, trockentupfen, klein schneiden, salzen und pfeffern. Sahne zugeben und pürieren, bis eine feste Masse entsteht. Petersilie und Schalotte fein hacken und zufügen. Wirsingblätter überlappend auslegen und die Fischfüllung darauf geben. Fest aufrollen und mit Küchengarn umwickeln. Möhre schälen, in Stücke schneiden. Den Wirsing hacken. Butterschmalz erhitzen und die Kohlroulade darin andünsten. Mit Brühe und Wein ablöschen und bei schwacher Hitze ca. 30 Minuten lang schmoren. Gemüse 10 Minuten vor Ende der Schmorzeit zugeben und mitgaren. Mit Muskat, Salz und Pfeffer würzen. Brot dazu essen.

Das kleine Extra

Kohlblätter für Rouladen lassen sich besser wickeln, wenn Sie die außen liegenden Rippen flach schneiden. Das Blanchieren ist eine weitere gute Hilfe.

Dieses Rezept können Sie zur Abwechslung auch mit den Blättern des milden Chinakohls oder mit breitblättrigem Mangold zubereiten. Die fleischigen Stiele von Mangold muss man vor dem Blanchieren etwas flach schneiden, damit sich die Blätter aufrollen lassen.

165

Garnelen sollten unbedingt frisch sein, denn Meeresfrüchte verderben rasch. Auch eignet sich dieses Gericht nicht zum Wiederaufwärmen.

Die Fit-Bewertung

Diese Hauptmahlzeit liefert gute Werte für Jod, Vitamin D, B6 und B2. Ein ideales Winteressen.

- *Fettgehalt:* 8 Gramm
- *Kilokalorien:* 280

Garnelenspieße

Früher eine Delikatesse – heute sind Garnelen in jedem gut sortierten Supermarkt zu finden. Sie sind einfach zuzubereiten und liefern u. a. hochwertiges Eiweiß.

Schlemmen auf die leichte Art: feine Garnelen, knusprig angebraten und auf Reis serviert. Ein wunderbares Abendessen für heiße Sommertage, das Urlaubserinnerungen weckt.

Zutaten 60 g Naturreis • Salz • 1 Knoblauchzehe • 1 TL Butter 1/2 rote Paprikaschote • 15 g Cashewkerne • 150 g ausgelöste Riesengarnelen • weißer Pfeffer aus der Mühle • 1/2 Zitrone

Zubereitung Den Naturreis in 1/4 Liter kochendes Salzwasser geben und auf niedrigster Stufe in 30 Minuten langsam ausquellen lassen. Knoblauch abziehen, durch die Presse drücken und mit der weichen Butter und etwas Salz vermischen. Paprikaschote in mundgerechte Stücke schneiden. Cashewkerne und Paprikastücke 10 Minuten vor Ende der Garzeit zum Reis geben. Die Riesengarnelen gründlich waschen und mit Küchenpapier trockentupfen. Dann auf

2 Schaschlikspieße stecken. Die Knoblauchbutter in einer Pfanne erhitzen (nicht zu heiß, sonst brennt die Butter an) und die Garnelenspieße darin ca. 5 Minuten lang braten.

Spieße mit Salz und Pfeffer würzen und mit Zitrone beträufeln. Paprikareis dazu essen.

Das kleine Extra

Der braune Naturreis braucht etwas länger als der weiße geschälte, ist jedoch viel nährstoffreicher. Damit es sich lohnt, kochen Sie doch gleich eine doppelte Portion, und zaubern Sie am nächsten Tag einen Reissalat mit frischem Gemüse.

Die Fit-Bewertung

Reich an Magnesium und Zink. Magnesium ist ein Fitmacher für die Muskeln, Zink zählt zu den wichtigsten Mikronährstoffen für eine intakte Immunabwehr.

- *Fettgehalt:* 14 Gramm
- *Kilokalorien:* 510

Leiden Sie häufig nachts oder beim Sport an Krämpfen? Dann nehmen Sie wahrscheinlich zu wenig Magnesium über die Nahrung zu sich. Gute Quellen sind u. a. Gemüse und Vollkornprodukte.

Ob geschält, spitz oder lang – die verschiedenen Reissorten sorgen für Abwechslung auf dem Teller. Neben Naturreis enthält Wildreis die meisten Nährstoffe. Für asiatische Gerichte eignen sich besonders Basmati- oder Thaireis.

Paella mit Meeresfrüchten

Das traditionelle spanische Reisrezept haben wir auf die leichte Art abgewandelt.

Zutaten *300 g Miesmuscheln • 1 Lorbeerblatt • Salz • 1 kleine Zwiebel • 2 TL Sonnenblumenöl • 75 g Naturreis • 1 Döschen Safran 250 ml Gemüsebrühe (Instant) • 100 g Rotbarschfilet (frisch oder tiefgekühlt) • schwarzer Pfeffer aus der Mühle • 1/2 rote Paprikaschote • 50 g ausgelöste Garnelen • 2 EL tiefgefrorene Erbsen*

Zubereitung Muscheln gründlich unter fließendem Wasser säubern. Mehrmals wässern, bis das Wasser klar bleibt. Offene und zerbrochene Muscheln unbedingt aussortieren. Sie könnten verdorben sein. Muscheln mit dem Lorbeerblatt in Salzwasser ca. 10 Minuten lang garen, bis sich alle geöffnet haben. Die Zwiebel abziehen und würfeln. Sonnenblumenöl in einer Pfanne mit hohem Rand erhitzen und die Zwiebel darin glasig anbraten. Reis zugeben und mitdünsten. Safran zugeben, mit der Brühe ablöschen. Aufkochen und zugedeckt bei geringer Hitze 15 Minuten lang quellen lassen. Das Rotbarschfilet in mundgerechte Würfel schneiden und mit Salz und Pfeffer nach Belieben würzen. Paprika ebenfalls in Stücke schneiden, mit Fisch, Garnelen, Muscheln und Erbsen zum Reis geben. Das Ganze weitere 10 Minuten lang garen.

Das kleine Extra

Wer keinen Safran zur Verfügung hat, kann auch auf das wesentlich preiswertere Kurkuma (Gelbwurz) zurückgreifen. Kurkuma färbt goldgelb und ist auch eines der Hauptbestandteile von Currymischungen. Allerdings hat der kostbare Safran ein wesentlich feineres Aroma. Man sollte auch besser die Safranfrüchte statt des Pulvers verwenden, da sich das Aroma sehr schnell verflüchtigt.

Die Fit-Bewertung

Die Paella bietet gute Vitamin-C- und Jodwerte. Wegen ihres hohen Cholesteringehalts sollten Meeresfrüchte und Schaltiere für Menschen mit erhöhtem Blutcholesterin allerdings nur gelegentlich auf dem Speiseplan stehen.

* *Fettgehalt:* 20 Gramm
* *Kilokalorien:* 500

Wenn Sie dieses Gericht außerhalb der Muschelsaison zubereiten wollen oder keine harten Schalen auf Ihrem Teller mögen, können Sie auch auf eingelegte Miesmuscheln aus der Dose zurückgreifen.

Chili con Carne

Zutaten *1 kleine Zwiebel • 1 Knoblauchzehe • 1/2 grüne Paprika-*
schote • 4 kleine Tomaten • 1/2–1 rote Chilischote • 1 TL Öl
100 g gemischtes Hackfleisch • Salz, Pfeffer • 100 ml Gemüsebrühe
(Instant) • 4 EL Ajwar (Paprikapaste) • 3 EL Mais aus der Dose
200 g Kidneybohnen aus der Dose

Zubereitung Die Zwiebel würfeln, den abgezogenen Knoblauch
zerdrücken. Paprika in Stücke schneiden, Tomaten achteln. Die
Chilischote der Länge nach aufschneiden und entkernen, dann in
feine Ringe schneiden. Das Öl erhitzen und das Hackfleisch darin
kross anbraten. Zwiebel, Knoblauch, Paprika und Chili zugeben und
unter Rühren kurz mitbraten, würzen. Brühe, Ajwar, Mais, Bohnen
und Tomaten zugeben und 10 Minuten lang leicht kochen lassen.

Chili con Carne eignet sich auch als Füllung für Tortillas und Enchiladas (mexikanische Maispfannkuchen) oder für dicke, in Alufolie gebackene Ofenkartoffeln.

Das kleine Extra

Hackfleisch sollten Sie immer rasch verbrauchen. Durch das Zerkleinern ist die Angriffsfläche für Keime stark vergrößert.

Die Fit-Bewertung

Das Chili deckt u. a. den Vitamin-C-Bedarf und liefert Eisen.
- *Fettgehalt:* 20 Gramm
- *Kilokalorien:* 600

Klein, aber oho – bei Chilischoten gilt: Je kleiner sie sind, desto schärfer schmecken sie.

Lammhackfrikadellen mit Salat

Die etwas anderen Frikadellen: diesmal aus Lammfleisch, exotisch gewürzt, mit Pinienkernen locker gemacht. Wenn man ein paar mehr davon macht, hat man ein kaltes Mittagessen im Büro.

Die süß-aromatischen Kerne aus den Pinienzapfen gehören zu den teuersten Nussarten. Man braucht aber auch nur winzige Mengen davon, um einem Gericht südländisches Flair zu geben.

Zutaten *5 g Pinienkerne • 100 g mageres Lammhackfleisch (vom türkischen Lebensmittelhändler) • Salz, schwarzer Pfeffer*
je 1 Prise Zimt und getrockneter Thymian • 1 TL Butterschmalz
50 g Rauke • 2 EL fettarmer Joghurt • 1 TL Olivenöl
1 Stiel frische Minze • 2 Frühlingszwiebeln • 2 kleine Tomaten
2 Scheiben Knäckebrot

Zubereitung Pinienkerne in einer Pfanne ohne zusätzliches Fett goldbraun rösten. Schnell aus der Pfanne herausnehmen. Das Hackfleisch mit den Pinienkernen, Salz, Pfeffer, Zimt und Thymian verkneten. Aus diesem Hackteig mit angefeuchteten Händen kleine Frikadellen formen. Butterschmalz in einer Pfanne erhitzen. Frikadellen darin von beiden Seiten knusprig braun braten. Den Raukesalat verlesen, waschen. Joghurt mit Olivenöl, Salz und Pfeffer verrühren. Minze fein hacken und unterrühren. Salat mit dem Joghurtdressing mischen. Die Frühlingszwiebeln abziehen und fein würfeln. Tomaten würfeln. Frühlingszwiebeln zu den Frikadellen geben und kurz mit anbraten. Frikadellen herausnehmen. Die Tomaten zugeben und kurz mitschmoren. Mit Salz und Pfeffer würzen. Alles zusammen anrichten. Knäckebrot dazu essen.

Besser als abgepackt im Supermarkt kaufen Sie Hackfleisch in der Metzgerei, wo man es vor Ihren Augen frisch durch den Wolf dreht. Sie sehen dann, was für Fleisch dafür verwendet wird. Wer noch ein paar Fettkalorien sparen möchte, nimmt Tatar.

Das kleine Extra

Die Samen oder Nüsse müssen Sie sofort aus der Pfanne nehmen, wenn sie goldbraun sind. Durch die Restwärme verbrennen sie sonst sehr leicht. Wenn Sie keine frische Minze bekommen können, tut es notfalls auch die getrocknete für Tee. Sie sollten dann allerdings sehr vorsichtig dosieren, weil das kräftige Minzaroma leicht zu vorherrschend wird.

Die Fit-Bewertung

Die Frikadellen sind reich an den B-Vitaminen Niazin, B12 (je 100 Prozent des Tagesbedarfs) und Thiamin (75 Prozent).
• *Fettgehalt:* 15 Gramm   • *Kilokalorien:* 320

Gemüse in bunten Variationen

Minipizza mit Waldpilzen

Je kleiner die Pizza, desto größer die Vielfalt: zweimal Pizza, zweimal anders belegt.

Zutaten *1 Lauchzwiebel • 100 g Pfifferlinge • 100 g Maronen*
50 ml Gemüsebrühe (Instant) • 10 g getrocknete Tomaten • Salz
schwarzer Pfeffer aus der Mühle • 1/2 Packung (50 g) Pizza-
fertigteig aus dem Kühlregal • 2 EL Ajwar • 20 g Schafskäse
je 1 Stiel Basilikum und Thymian

Zubereitung Die Lauchzwiebel putzen und in Ringe schneiden. Pilze putzen und klein schneiden. Beide Pilzsorten getrennt in etwas Gemüsebrühe andünsten. Lauchzwiebelringe zu den Pfifferlingen geben, getrocknete Tomaten zu den Maronen. Beides im Pilzsud einige Minuten lang ziehen lassen. Pikant mit Salz und Pfeffer würzen. Den Pizzateig halbieren und zu 2 kleinen runden Pizzen ausrollen. Beide mit Ajwar bestreichen. Eine Pizza mit der Pfifferling-Lauchzwiebel-Mischung belegen. Auf die andere die Maronen-Tomaten-Mischung geben, Schafskäse darüber bröckeln. Pizzen bei 200 °C im Backofen ca. 20 Minuten lang knusprig backen. Pfifferlingpizza mit Basilikum, Maronenpizza mit Thymian bestreuen.

Pilze sind für viele Menschen schwer verdaulich. Deshalb sollten Sie sie nicht roh essen und sie so frisch wie möglich verarbeiten.

Pfifferlinge und andere Pilze sollten immer frisch verarbeitet werden, da sie schnell verderben. Außerdem darf man Pilzgerichte nicht nochmals aufwärmen: Sie bilden sonst giftige Substanzen.

171

Das kleine Extra

Wenn Sie keine frischen Waldpilze bekommen, schmecken diese Pizzen auch mit Champignons und Austernpilzen. Die braunen Champignons, auch Egerlinge genannt, sind aromatischer.

Die Fit-Bewertung

Pilze sind gute Vitamin-D-Quellen. Besonders wichtig ist das im sonnenarmen Winter, wenn der Körper selbst weniger von dem Nährstoff bilden kann.

- *Fettgehalt:* 16 Gramm
- *Kilokalorien:* 330

Penne mit Zucchini und Kresseblüten

Kapuzinerkresse kann man leicht selbst ziehen. Es gibt niedrig wachsende Arten, die für Balkonkästen geeignet sind, und rankende, mit denen man Zäune und Spaliere schmücken kann. Bis in den Herbst hinein erscheinen täglich neue Blüten in leuchtenden Farben.

Orange und Kapuzinerkresse sorgen bei diesem Nudelgericht für ein besonderes Geschmackserlebnis. Die leuchtenden Blüten von Goldgelb bis Feuerrot machen das Essen außerdem zu einem kleinen Fest für die Augen.

Zutaten *100 g Penne • Salz • 1 unbehandelte Orange • 1 kleine Tomate • schwarzer Pfeffer • 1 Messerspitze körniger Senf je 1 TL Sonnenblumen- und Kürbiskernöl • 1 kleine Zucchini 1/2 Bund frische Kapuzinerkresse mit Blüten*

Zubereitung Nudeln in reichlich kochendem Salzwasser ohne Öl bissfest garen. Abgießen und abtropfen lassen. Die Orange heiß abspülen, trockenreiben und von der Schale einige feine Streifen abreiben oder -schneiden. 1 Hälfte der Frucht auspressen. Tomate fein würfeln, mit Orangensaft und -schale, Salz, Pfeffer und Senf verrühren. Sonnenblumen- und Kürbiskernöl unterrühren. Dann die Nudeln mit der Sauce mischen und kurz ziehen lassen. Die Zucchini in feine Stifte schneiden. Die Kresse verlesen und die Blätter abspülen. Von den Blüten die Stiele abzupfen. Zucchinistifte und die Kresseblätter unter die Nudeln heben. Den Teller mit den Blüten verzieren.

Das kleine Extra

Auch andere Blüten sind essbar. Gänseblümchen, Rosen oder blühende Kräuter wie z. B. Borretsch mit seinen leuchtend blauen Blüten sorgen bei frischen Frühlingssalaten für neue Geschmackserlebnisse. Bei Rosen sollten Sie unbedingt darauf achten, dass sie

*Dieses fruchtige
und delikate
Gericht lässt sich
natürlich auch
mit anderen
Nudelsorten
zubereiten, z. B.
mit Tagliatelle
oder Farfalle.*

ungespritzt sind, was man eigentlich nur von solchen aus dem eigenen Garten sicher weiß.

Die Fit-Bewertung

Ein Frühlingsessen, das warm oder kalt schmeckt. Die cholesterinfreie vegetarische Mahlzeit ist reich an Pflanzenstoffen.

- *Fettgehalt:* 9 Gramm
- *Kilokalorien:* 300

Kräuterkartoffeln vom Blech

Blechkartoffeln sind sehr leicht zuzubereiten und schmecken einfach toll. Ein Rezept, das auch Kinder lieben.

**Penne sind
Nudelröhrchen,
die an beiden
Enden wie eine
Feder angespitzt
sind. Penne rigate
haben zusätzlich
eine gerillte
Oberfläche, mit
der sie die Sauce
noch besser
aufnehmen.**

Zutaten *2 große fest kochende Ofenkartoffeln à ca. 200 g*
Öl zum Bepinseln • 20 g Parmesan • 1 Knoblauchzehe
1 Paket tiefgefrorene italienische Kräuter • Pfeffer
grobes Meersalz • 3 kleine Tomaten

Zubereitung Kartoffeln waschen und halbieren. Sehr dünn mit Öl bepinseln und mit der Schnittfläche nach unten auf ein Backblech setzen. Im Backofen bei 200 °C ca. 20 Minuten lang backen. Käse in hauchdünne Scheiben hobeln, Knoblauch abziehen und durch die Presse drücken. Beides mit den Kräutern mischen. Die Käsemasse nach Belieben pfeffern.

*Die Kräuter-
kartoffeln eignen
sich hervorragend
für Partys. Sie
lassen sich gut
auch in großen
Mengen zubereiten.*

**Knoblauchzehen
kann man ge-
schält und im
Plastikbeutel ver-
packt auf Vorrat
einfrieren. Sie
lassen sich leicht
auch in gefro-
renem Zustand
durch die Presse
drücken.**

Kartoffeln aus dem Backofen nehmen, umdrehen und mit der Kräu-ter-Käse-Mischung bedecken. Weitere 5 bis 10 Minuten lang backen, bis die Kruste goldgelb ist. Mit grobem Meersalz bestreuen und ser-vieren. Tomaten würzen und dazu essen.

Das kleine Extra

Wenn Sie Kräuter im eigenen Garten haben, können Sie sie auch selbst einfrieren: waschen, sehr gut trockenschütteln und -tupfen. Dann fein hacken und in kleinen Gefäßen einfrieren.

Die Fit-Bewertung

Kartoffeln sind ein wichtiges Grundnahrungsmittel, reich an kom-plexen Kohlenhydraten und Magnesium, Kalium und Vitamin C. Die Feldfrüchte dürfen Sie ohne schlechtes Gewissen genießen.

- *Fettgehalt:* 10 Gramm
- *Kilokalorien:* 440

Artischocke mit leichter Knoblauchmayonnaise

Ein Gemüse für Genießer: Jedes Blatt darf vernascht werden.

Zutaten 1 große Artischocke • Salz • etwas Zitronensaft • 1 Becher Magermilchjoghurt • 1 EL Mayonnaise • 1 Knoblauchzehe weißer Pfeffer aus der Mühle • 1 Scheibe Sechskornbrot

Zubereitung Von der Artischocke mit einem Ruck den Stiel abbrechen. Dabei werden harte Fasern mitentfernt. Dann glatt schneiden, die untersten Blätter entfernen. In Salz-Zitronen-Wasser je nach Größe 30 bis 40 Minuten lang gar kochen. Joghurt mit Mayonnaise verrühren. Knoblauch abziehen, zerdrücken und zugeben. Mit Salz, Pfeffer und Zitronensaft abschmecken. Die Artischocke abtropfen lassen. Die Blättchen einzeln abzupfen, in die Sauce tauchen und das fleischige Blattende auslutschen. So fortfahren, bis nur noch winzige strohige Blättchen übrig sind. Dieses »Heu« mit einem scharfen Messer waagerecht abschneiden, so dass der besonders delikate Artischockenboden freiliegt. Brot dazu essen.

Das kleine Extra

Wenn Sie einen Schnellkochtopf verwenden, können Sie die Garzeit halbieren. Die Artischocke ist gar, wenn sich die Blättchen leicht abzupfen lassen.

Artischocken sind die Blütenstände einer riesigen Distelart und können bis zu 500 Gramm wiegen. Vorwiegend kommen sie aus den Mittelmeerländern, aber auch bei uns können Hobbygärtner versuchen, das dekorative Gemüse an geschützten Stellen anzubauen.

Achten Sie beim Einkauf darauf, dass sich die Artischocken fest und prall anfühlen. Am besten sind die großen runden grünen. Früchte mit bräunlichen Blättern lagern schon zu lange.

175

Die Fit-Bewertung

Artischocken sind nicht nur ausgesprochen kalorienarm, sondern auch reich an dem Bitterstoff Zynarin, der die Verdauung anregt und die Gallentätigkeit fördert.

- *Fettgehalt:* 12 Gramm
- *Kilokalorien:* 320

Maiskolben mit Zitronenpfeffer

Frischen Zucker-mais sollte man bald nach dem Einkauf zuberei-ten. Die Körner am ganzen Kol-ben reifen noch nach und werden rasch härter. Sie müssen sich noch leicht mit dem Fingernagel ein-drücken lassen.

Schmeckt nicht nur toll, es macht auch noch besonders viel Spaß, so einen Maiskolben rundherum abzuknabbern!

Zutaten *1 Maiskolben • 1 Prise Zucker • 1/2 unbehandelte Zitrone etwas frischer Estragon • schwarzer Pfeffer aus der Mühle, Salz 10 g Butter • 1 Baguettebrötchen*

Zubereitung Den Maiskolben putzen und in reichlich kochendem Zuckerwasser 15 bis 20 Minuten lang weich kochen. Die Zitrone heiß abspülen, trockenreiben und 1/4 der Schale fein abreiben. Saft auspressen. Estragon fein hacken. Mit der Zitronenschale, 1 bis 2 Teelöffel Zitronensaft, frisch gemahlenem Pfeffer, Salz und weicher Butter verrühren.

Den Maiskolben abtropfen lassen, mit wenig Salz bestreuen und mit der Zitronenbutter bestreichen. Das Baguettebrötchen nach Belieben toasten und dazu essen.

Mais enthält sehr viel Thiamin, das die Nerven kräftigt und belastbarer macht. Er ist mit das beste natürliche Beruhigungsmittel bei Nervosität und hilft gleichzeitig, die Leistung zu optimieren.

Das kleine Extra

Frische Maiskolben werden schön zart, wenn Sie sie in Zuckerwasser kochen – etwa 1 Teelöffel Zucker auf 1 Liter Wasser. In Salzwasser gegart, bleiben die Maiskörner hart und zäh. Das gilt übrigens auch für alle getrockneten Hülsenfrüchte wie Linsen, Erbsen und Bohnen: Immer erst nach dem Kochen salzen!

Die Fit-Bewertung

Eine leichte vegetarische Mahlzeit. Mais ist reich an Kalium und enthält lebensnotwendige Spurenelemente wie Zink, Eisen und Fluorid.

- *Fettgehalt:* 11 Gramm
- *Kilokalorien:* 510

Kartoffelpuffer mit Raukequark

Herrlich knusprige Puffer, die ihre Würze durch getrocknete Tomaten und Rosmarin erhalten. Wenn Sie die altbekannten Kartoffelplätzchen nur als fetttriefenden Dickmacher kennen, werden Sie sich wundern, wie leicht daraus ein köstliches Diätgericht wird.

Zutaten *5 getrocknete Tomaten • 3–4 fest kochende Kartoffeln einige frische Rosmarinnadeln • 1 EL Zitronensaft • Salz, weißer Pfeffer aus der Mühle • 1 EL Sonnenblumenöl • 1/2 Bund Rauke 150 g Speisequark (0,1% Fett) • 1 EL Milch • 1 Knoblauchzehe*

Zubereitung Getrocknete Tomaten würfeln. Kartoffeln schälen und raspeln. Mit Tomaten, Rosmarin, Zitronensaft, Salz und Pfeffer verrühren. Das Sonnenblumenöl in einer beschichteten Pfanne erhitzen. Aus dem Kartoffelteig mehrere kleine Puffer formen und knusprig backen. Auf Küchenpapier gründlich abtropfen lassen und warm stellen. Die Rauke waschen, putzen und grob hacken. Quark und Milch verrühren und mit Salz und Pfeffer pikant abschmecken. Den Knoblauch abziehen, zerdrücken und zugeben. Die gehackte Rauke unterheben. Die Kartoffelpuffer mit dem Raukequark anrichten.

Das kleine Extra

Das Fett zum Pufferbacken sollte gut erhitzt werden, bevor Sie die Puffer in die Pfanne geben. Sonst saugen sich die Kartoffelraspel unnötig voll. Die Rauke ist mittlerweile meist unter ihrem italienischen Namen »Rucola« im Handel. Der herb-würzige, leicht bittere

Vorgekochte Maiskolben sind auch eine herrliche Gemüsebeilage bei sommerlichen Grillfesten. Man pinselt sie mit Kräuterbutter ein und legt sie in Alufolie gewickelt für fünf bis zehn Minuten auf den Rost.

Der herb-aromatische Rosmarin passt zu vielen Gerichten der Mittelmeerküche. In warmen Gegenden ist der hübsche, blau blühende Kleinstrauch auch bei uns winterhart. In raueren Gegenden kann er auf einer Fensterbank überwintern.

Für Sandwiches, die man an den Arbeitsplatz mitnehmen möchte, verwendet man am besten Blätter vom knackigen Eissalat. Zartere Blattsalate werden zu schnell welk oder matschig.

Geschmack der Rauke gibt auch als Zutat zu gemischten Blattsalaten eine äußerst interessante Note.

Die Fit-Bewertung

Das Gericht ist reich an Kalium, Vitamin B6 und B1. Es schmeckt am besten mit neuen Kartoffeln und Frühlingsrauke.

- *Fettgehalt:* 12 Gramm
- *Kilokalorien:* 445

Wenn die Küche kalt bleiben soll

Gefülltes Pittabrot

Schmeckt wie aus der Imbissbude, nur viel besser. Da hat man gar nicht das Gefühl, eine Diät zu machen.

Zutaten *30 g Gouda (40% Fett in der Trockenmasse) • 2 Salatblätter • 1 Tomate • 1 Frühlingszwiebel • 1 Knoblauchzehe*

2 EL saure Sahne (10% Fett) • Salz, Pfeffer

1 tischfertiges Pittafladenbrot (80 g)

Zubereitung Käse und Salat in feine Streifen schneiden. Die Tomate fein würfeln, die Frühlingszwiebel in Ringe schneiden. Den abge

Manche mögen's scharf – pikant gewürzt ist so ein Pittabrot eine wahre Gaumenfreude. Mit einer winzigen Prise Chilipulver oder etwas Tabascosauce kann man es nach Belieben verfeinern.

zogenen Knoblauch zur sauren Sahne hinzu durch die Presse drücken. Mit Salz und Pfeffer abschmecken. Das Pittabrot toasten, mit einem spitzen und scharfen Messer tief einschneiden und zu einer Tasche öffnen. Den Käse, die Salatstreifen, die Tomatenwürfel und die Frühlingszwiebelringe abwechselnd mit der Knoblauchcreme in die Brottasche füllen.

Das kleine Extra

Pittabrot gibt es auch tiefgefroren. So können Sie einen kleinen Vorrat im Haus haben und müssen nur ein paar frische Zutaten dazukaufen, um sich ein pikantes Fladenbrot zu füllen. Der Phantasie sind keine Grenzen gesetzt. Schmeckt auch mit Schafskäse, Kresse, Paprika oder Bohnenkernen.

Die Fit-Bewertung

Das Gericht bietet eine günstige Kohlenhydrat-Eiweiß-Kombination. Es deckt 44 Prozent des Kaliumbedarfs und 30 Prozent des Kalziumbedarfs. Außerdem kann man es prima vorbereiten und z. B. ins Büro mitnehmen.

- *Fettgehalt:* 11 Gramm
- *Kilokalorien:* 360

Radicchio mit Maronen

Eine interessante Geschmackskombination bietet dieser lauwarme Salat: herber Radicchio mit milden Maronen und Himbeeressig. Dazu schmeckt knuspriges Brot.

Zutaten *50 g Esskastanien (Maronen) • 1 Kolben Chicorée*
1 kleiner Kopf Radicchio • 1 TL Olivenöl • Saft von 1/2 Orange
50 ml Gemüsebrühe (Instant) • 1 Pflaume • 1 TL Himbeeressig
Salz, weißer Pfeffer aus der Mühle • 1 Prise gemahlene Nelken
2 Scheiben Ciabatta oder Baguette (à 25 g)

Zubereitung Die Maronen mit einem scharfen Messer kreuzweise einritzen. In einer Pfanne ohne Fett bei mittlerer Hitze ca. 10 Minuten lang rösten. Abkühlen lassen, schälen und grob hacken. Den Chicorée halbieren, den Strunk herausschneiden. Radicchiokopf vierteln. Öl in einer Pfanne erhitzen und die geputzten Salate darin unter Wenden kurz anbraten. Mit Orangensaft und Brühe ablöschen und

Himbeeressig können Sie leicht selbst ansetzen. Füllen Sie 500 Gramm reife Himbeeren mit 1/2 Liter gutem Weißweinessig in ein Glasgefäß. Lassen Sie es verschlossen 7 bis 10 Tage auf einer sonnigen Fensterbank stehen, und schwenken Sie es 2-mal täglich leicht. Anschließend durch ein Mulltuch abseihen.

kurz dünsten. Salate aus der Pfanne nehmen und warm stellen. Die Pflaume entsteinen und in Spalten schneiden. Kurz im Orangensud mit andünsten. Mit Essig, Salz, Pfeffer und Nelkenpulver abschmecken. Die Salate in mundgerechte Stücke zerpflücken und auf einem Teller anrichten. Das Orangendressing gleichmäßig darüber träufeln. Die gehackten Maronen darauf streuen. Das Weißbrot nach Belieben toasten und dazu essen.

Die Fit-Bewertung

Radicchio und Chicorée gehören zur Zichorienfamilie und haben durch ihre Bitterstoffe günstige Wirkung auf Verdauung und Blutgefäße. Beide Pflanzen eignen sich auch für die warme Zubereitung in Gemüseaufläufen.

Der Salat ist kaliumreich. Er regt mit den Bitterstoffen aus Chicorée und Radicchio den Magen und die Gallenblase an.
- *Fettgehalt:* 6 Gramm
- *Kilokalorien:* 360

Das kleine Extra

Maronen (Esskastanien) sind unter den verschiedenen Nüssen noch die fettärmste Knabberei. Sie enthalten zwei Gramm Fett pro 100 Gramm, die Haselnuss enthält im Vergleich dazu 24 Gramm Fett pro 100 Gramm.

Römersalat mit Himbeeren

Fruchtig und herrlich frisch durch Pfefferminze und Himbeeren. Sesam macht den Salat nussig.

Zutaten   1/4 Kopf Römersalat • 100 g Salatgurke • 100 g Himbeeren 1 TL Sesamsaat • 1 Stiel Pfefferminze • 50 ml Dickmilch 1 EL Limettensaft • 1 TL Sesampaste (aus Reformhaus oder türkischem Lebensmittelladen) • 1 Prise Zucker • Salz, Pfeffer aus der Mühle • 1 Baguettebrötchen

Zubereitung   Den Salat waschen, putzen und klein schneiden. Gurke waschen und in Stifte schneiden. Himbeeren verlesen, abspülen. Alles in eine große Schüssel geben. Sesam in einer Pfanne ohne Fett anrösten. Sobald er goldbraun ist, herausnehmen und abkühlen lassen. Minzeblättchen von den Stielen zupfen und in feine Streifen schneiden.
Dickmilch, Limettensaft, Sesampaste, Zucker, Salz und Pfeffer miteinander verrühren. Das Dressing über den Salat geben, mit Sesam bestreuen. Das Brötchen dazu essen.

Besonders aromatisch sind die Früchte der wild wachsenden Himbeersträucher. Himbeeren sind leicht verderblich – die Früchte halten sich nur ein bis zwei Tage lang im Kühlschrank.

Das kleine Extra

Prüfen Sie beim Salatkauf immer, ob der ausgewählte Kopf ein festes Herz hat. Falls nicht, ist er zu schnell gewachsen und weniger nährstoffreich. Achten Sie außerdem darauf, dass die Blätter nicht zu dunkelgrün sind, denn das deutet darauf hin, dass der Salat bereits ausgewachsen bzw. überreif ist.

Die Fit-Bewertung

Himbeeren sind vitamin- und mineralstoffreich. Beerenfrüchte haben im Vergleich zu anderen Früchten generell eine besonders hohe Nährstoffdichte.

- *Fettgehalt:* 6 Gramm
- *Kilokalorien:* 350

Sesampaste und -öl sind beliebte Zutaten der orientalischen Küche. Man sollte keine größeren Mengen davon einkaufen, weil Sesam schnell ranzig wird.

Geeiste Petersiliensuppe

Ein tolles, sehr phantasievolles Sommeressen, wenn es so richtig heiß ist. Scharf wird die kalte Petersiliensuppe durch feurigen Chili, für Erfrischung sorgen saftige Gurkenwürfel und der Geschmack der milden sauren Sahne.

Zutaten *20 g Erdnüsse (frische mit Schale oder ungeröstete)*
1/2 kleine Zwiebel • 1 Knoblauchzehe • 1 TL Sonnenblumenöl
Saft von 1/2 Zitrone • 200 ml Gemüsebrühe (Instant)
1/2 kleine Chilischote • 1/2 Salatgurke • 1/2 Bund frische
Petersilie • 20 g saure Sahne (10% Fett) • Salz, weißer Pfeffer
aus der Mühle

Chilis in ihren zahlreichen Sorten enthalten den Stoff Kapsaizin, der wohltuend auf die Atemwege wirken soll. Außerdem steckt auch noch Vitamin C und Beta-Karotin drin.

Zubereitung Die Hälfte der Erdnüsse fein hacken. Den Rest in einer Pfanne ohne Fett anrösten und herausnehmen.

Zwiebel und Knoblauch abziehen und fein würfeln. Mit den gehackten Erdnüssen im Sonnenblumenöl anrösten. Mit Zitronensaft und Brühe ablöschen. Einmal gut aufkochen, dann etwa auf Zimmertemperatur abkühlen lassen.

Die Chilischote entkernen und in sehr feine Streifen schneiden. Gurke schälen, entkernen und grob in Würfel schneiden. Mit der Hälfte der Petersilie zur Suppe geben und fein pürieren. Saure Sahne vorsichtig unterziehen.

Mit Salz und frisch gemahlenem Pfeffer abschmecken und kühl stellen. Vor dem Servieren die restliche Petersilie fein hacken und mit den Erdnüssen über die Suppe streuen.

Das kleine Extra

Verwenden Sie am besten frische Erdnüsse mit Schale oder ungeröstete, ungesalzene aus dem Reformhaus. Geröstete Erdnüsse werden meist trotz ihres hohen eigenen Fettgehalts nochmals in einer Extraportion Fett aufgeröstet und reichlich gesalzen.

Die Fit-Bewertung

Schärfe aktiviert den Stoffwechsel und hilft, auch bei großer Hitze fit und aktiv zu bleiben – in tropischen Ländern weiß man das seit langem und achtet darauf in der landesüblichen Küche.

- *Fettgehalt:* 12 Gramm
- *Kilokalorien:* 250

Snacks für Vergnügungssüchtige

Hier finden Sie 15 fettarme und abwechslungsreiche Möglichkeiten, den kleinen Hunger zwischendurch zu stillen. Alle Pausensnacks können Sie ganz einfach in Ihr Baukastensystem einsetzen. Sie haben jeweils 100 Kilokalorien und maximal zweieinhalb Gramm Fett. Alles ein bisschen ausgefallener, aber leicht und schnell zuzubereiten. Wenn Sie eher Lust auf einen Drink haben, finden Sie hier auch ein paar Rezepte für pikante und süße Getränke, die erfrischen oder aufwärmen und ganz nebenbei durch ihre ausgewogene Nährstoffbalance für einen neuen Energieschub sorgen.

Gummibärchen gibt es übrigens auch mit natürlichem Fruchtmark. Die Farben leuchten zwar nicht ganz so wunderbar schrill, dafür geben sie vom Geschmack einfach mehr her.

Sachen für den süßen Zahn

- **Negerkuss** 1 Mininegerkuss und 50 Gramm Erdbeeren
- **Gummibärchen** Sage und schreibe 10 Gummibärchen und 100 Gramm Himbeeren
- **Kaugummi** 10 Kaugummis – die dürfen Sie natürlich ruhig über den ganzen Tag verteilen
- **Marshmallows** 3 Marshmallows und 1 Klementine
- **Capri-Eis** 1 Capri-Eis und 1 Aprikose
- **Schokobanane** 1 Schoko-Bon, 1 kleine Banane

Der Spaß beim Essen darf nie zu kurz kommen. Denn auch kleine Verwöhnhappen sorgen dafür, dass man sich rundum wohl fühlt.

Das gibt dem Tag Würze

- **Melonenparmesan** Ja, Sie haben richtig gelesen: Parmesan, nicht Parmaschinken. 200 Gramm Honigmelone in Scheiben schneiden. 10 Gramm Parmesan hauchdünn darüber hobeln. Nach Belieben Pfeffer darüber mahlen.
- **Meerrettich-Apfel-Quark** 1 kleinen Apfel fein raspeln (mit Schale), mit etwas Zitronensaft beträufeln. 100 Gramm Quark (10 Prozent Fett) darunter mischen. 1 walnussgroßes Stück Meerrettich dazureiben. Gut verrühren. Nach Belieben salzen.
- **Kräuterpopcorn** 20 Gramm Popcornmais (trockene Körner) in einer dünn mit Öl ausgepinselten Pfanne poppen lassen. Frische Kräuter hacken (etwa 1 Esslöffel), darüber geben, in der Pfanne schwenken. Salzen und pfeffern.
- **Pilzbrühe** 250 Milliliter Fleischbrühe erhitzen, 50 Gramm frische geputzte Champignons blättrig hineinschneiden, einige Schnittlauchröllchen darüber streuen.
- **Salzgebäck** 10 Salzbrezeln und 1 kleine Tomate.

Wenn Sie Ihr Popcorn nicht einzeln vom Boden aufpicken möchten, sollten Sie den Pfannendeckel griffbereit halten. Die Körner entwickeln in der Hitze erstaunliche Sprungkraft.

Drinks – fruchtig oder feurig

- **Glühpunsch mit Trockenfrüchten** 150 Milliliter heißen schwarzen Tee mit 50 Milliliter Glühpunsch (alkoholfreier Traubenpunsch aus dem Reformhaus) mischen. Dazu 25 Gramm Trockenfrüchte wie Apfelringe, Pflaumen, Feigen etc. Der Punsch wärmt an kalten Tagen wunderbar auf.
- **Sanddorndrink** 100 Gramm Magermilchjoghurt mit 1 Esslöffel gesüßtem Sanddornsirup und 100 Milliliter Mineralwasser verquirlen. Nach Belieben mit Zimt abschmecken.
- **Feuriger Kefirdrink** 150 Milliliter Kefir mit 1 Esslöffel Zitronensaft und 1 Teelöffel Ajwar (Paprikapaste) gut verrühren. 1 Schalotte sehr fein hacken, 1/4 rote Paprikaschote fein würfeln. Beides gut unterrühren. Frische Meerrettichwurzel darüber reiben. Nach Belieben noch mit einigen Spritzern höllenscharfer Tabascosauce abschmecken.
- **Tzatzikidrink** 1 abgezogene Knoblauchzehe in 150 Milliliter Buttermilch drücken, 1 Esslöffel gehackten frischen Dill unterrühren. 100 Gramm geschälte Salatgurke dazuraspeln. Mit Salz, Pfeffer und Zitrone abschmecken. Nach Belieben mit Mineralwasser auffüllen.

Wissenschaftliche Beratung und Coautor

Prof. Dr. Michael Hamm

Bildnachweis

Albrecht Dirk, Meinerzhagen: 131, 135, 140, 143, 144, 151, 153, 161, 162, 164, 166, 173, 174, 176, 178; Bavaria, Gauting: 122 (FPG), 158 (S.B.), 183 (VCL); Interfoto, München: 42; Kellogg (Deutschland) GmbH, Bremen: 102; Südwest Verlag, München: 96, 146 (Karl Newedel), 137 (Matthias Tunger), 154 (Peter Rees); The Image Bank, München: 2 (Stuart Dee), 9 (David de Lossy), 40 (Paolo Curto), 60 (Juan Silva), 64 (Deborah Gilbert), 68 (Marc Romanelli), 78 (Abrams/Lacagnina), 101 (Michael Melford), 110 (Ross Whitaker), 119 (Max Schneider), 127 (Terje Rakke), 128 (Britt Erlanson), 138 (Gianalberto Cigolini), 141 (Benn Mitchell), 149 (Gary Cralle), 160 (Michael Skott), 163 (Stephen Marks), 167 (Ontanon Nunez), 169 (M. Isy-Schwart), 171 (N.N.); Tony Stone, München: 10 (Catherine Panchout), 14, 104 (Steve Taylor), 26 (P.H. Cornut), 30 (Dimitri Lundt), 37 (Frank Herholdt), 46 (Tim Macpherson), 54 (David Madison), 56 (Andy Whale), 71 (Paul Kenward), 74 (Pete Seaward), 112, 147 (Ian O'Leary), 116 (Frank Herboldt), 132 (Kristin Finnegan), 134 (Christel Rosenfeld), 155 (Diana Miller), 157 (Thomas del Brase), 175 (Gay Bumgarner), 181 (Rosemary Calvert)

Hinweis

Das vorliegende Buch ist sorgfältig erarbeitet worden. Dennoch erfolgen alle Angaben ohne Gewähr. Weder Autoren noch Verlage können für eventuelle Nachteile oder Schäden, die aus den im Buch gegebenen praktischen Hinweisen resultieren, eine Haftung übernehmen.

Impressum

© 2000 Südwest Verlag, München, in der Econ Ullstein List Verlag GmbH & Co. KG, München, und FIT FOR FUN Verlag GmbH, Hamburg

Südwest Verlag

Redaktion: Dr. Marion Onodi
Projektleitung: Nicola von Otto
Redaktionsleitung und medizinische Fachberatung: Dr. med. Christiane Lentz
Bildredaktion: Sabine Kestler
Produktion: Manfred Metzger (Leitung), Annette Aatz
Layout: Heinz Kraxenberger, München
DTP-Produktion: AVAK Publikationsdesign, München

Fit For Fun Verlag

Chefredakteur: Andreas Hallaschka
Objektleitung: Petra Linke
Titelfoto und -gestaltung: Dennis Middelmann

Printed in Italy
Gedruckt auf chlor- und säurearmem Papier

ISBN 3-517-06392-4

Sachregister

A

Ablenkungen vom
  Essen 36
Adipositas → Fettsucht
Ahornsirup 131
Aktivbilanz 33
Algen 71
Alkohol 29, 62f., 67,
  97
Amaranth 105
Aminosäuren 58
Ampelfarben 102
Anis 120
Äpfel 104, 133
Arteriosklerose 24
Attraktivitätsideal 12
Ausdauersportarten 76

B

Ballaststoffe 58, 66,
  103f., 106
Bananen 104
Bauchmuskeln 53
Baukastenprinzip
  122ff.
Bausteine gesunder
  Ernährung 106
Beeren 73, 104
Bergkäse 105
Berufstätigkeit 35
Beta-Karotin 73, 103
Bewegung 8, 30, 33,
  61, 67, 73, 75ff., 109
Bewegungsmangel 24,
  27, 31
Bioelektrische
  Impedanzanalyse
  (BIA) 55
Bioprodukte 69
Bioprogrammierung 61

Blattsalate 70, 104,
  117f.
Blumenkohl 113
Bluthochdruck 24
BMI-Werte (Tabelle)
  48ff.
Bodyimage 11
Bodymass-Index
  (BMI) 42, 47ff.
Braten 117
Bratkartoffeln 97
Broca-Formel 45f., 51
Brokkoli 103, 113
Brot 62f., 66f., 80, 103
Bulimie 44
Butter 64f., 67, 79, 96,
  98, 103
Buttermilch 105
Buttermilchmix-
  getränke 72

C

Caliper (Kneifzange)
  54
Cholesterinspiegel 24
Cornflakes 103
Crashdiäten 9, 57, 65
Curry 120

D

Dämpfen 95, 111ff.
Dasein, erfülltes 24
Depressionen 60, 72
Diabetes mellitus 24
Diätcheck 59
Diäten im Vergleich 8,
  57ff.
Diätmissbrauch 12f.
Diättage, Beispiele für
  125

Diätziele definieren 15
Diätzwang, kollektiver
  13
Dickmacher 82
Distelöl 73
Dressing 118f.
Drinks 184
Dünsten 111, 113f.
Durchhaltevermögen
  stärken 15, 51

E

Eier 80
Eierspeisen 80
Einstellung, positive 11
Eisen 74, 104f.
Eiweiß 29, 62, 104ff.
Eiweißkalorien 94
Energiebedarf,
  persönlicher 31
Energiebilanz 29ff.
Energieverbrauch 29f.
Entspannungs-
  techniken 36, 67
Erbanlagen 27ff.
Erbsen 104, 113
Erdbeeren 70, 72
Erdnussöl 73
Erfolgsaussichten 38
Ernährungstagebuch
  107
Ernährungsumstellung
  9, 14, 25, 38f.
Essbedürfnis 44
Essprotokolle führen
  107
Essritual 109
Essstörungen 12f., 44f.
Esstyp (Test) 16ff.
Essverhalten 15ff., 58

F

Faltenbildung 52
Familie und FIT FOR
   FUN-Prinzipien 127
Fastenwoche 38f.
Fastfood 37
Feldsalat 104
Fenchel 74, 120
Fertiggerichte 80
Fertigsaucen 93
Fett 29, 35, 62
– in Trockenmasse
   (Fett i. Tr.) 88
– sparen 63, 67, 79f.
– speichern 25, 61
Fettaufnahme 63
Fettbilanzierung 33,
   126
Fettersatzstoffe 65
Fettgehalt in Lebens-
   mitteln 81ff.
Fettgehaltstabelle
   interpretieren 94
Fettkalorien 94
Fettsäuren,
   ungesättigte 64, 80
Fettsucht 42, 47, 55,
   101
Fetttabelle 80ff.
Fettzellen 62
Fettzufuhr reduzieren
   79
Figur und Fitness 12,
   42
Figur, eigene,
   beurteilen 11
Figurberatung 44
Figurenfallen erkennen
   126
Fisch 64, 66, 75, 80,
   95, 103f., 112ff.
Fischkonserven 83
FIT FOR FUN-
   Konzept 8, 57ff., 66

Fitmacher 156f.
Five-a-day-Regel 101
Fleisch 64, 66f., 80,
   103f., 114ff.
Flocken 66
Flüssigkeitszufuhr 68f.,
   130
Folsäure 151
Foodpyramide 102f.
Forelle 75, 113, 139
Formuladiät 38f.
Frauen, Körper-
   fettanteil bei 26
Frauentypus, idealer
   12
Frittierfett 97
Früchtetees 69, 130
Frühjahrsmüdigkeit
   70f.
Frühling 70f.
Frühsport 130
Frühstück 129f., 159
Frühstücksrezepte
   131ff., 160ff.
Frustrationen 35f.
Futterverwerter, guter
   25, 27

G

Garnelen 115
Gebäck 80
Geflügel 73, 80, 103,
   113, 115
Gelenkbeschwerden 24
Gemüse 58, 63, 65ff.,
   80, 101ff., 112ff.
Gemüsebrühe 95
Gemüsesäfte 69
Gemüsevariationen
   171ff.
Gene 28f.
Genusstag 39
Getränke 80, 105
Getreide 65f., 80, 118

Gewichtskontrolle 33
Gewichts-
   schwankungen 45
Gewichtsverlust,
   schneller 31, 38,
   68
Gewürze 98, 116,
   119ff.
Grapefruits 74
Grillpfanne 97
Grundumsatz 29ff.,
   60, 62
Grüner Tee 130
Gurken 72

H

Hafer 105
Hanteltraining 77
Hauptgerichte 136ff.,
   165ff.
Haus-/Gartenarbeit 34,
   75
Hautbild 38, 52
Hautfaltendicke 53f.
Heißhunger 35, 67
Herbst 73
Hering 64, 75, 104
Herz-Kreislauf-
   Erkrankungen 24
Herzinfarkt 24
Hirnschlag 24
Honig 91
Hülsenfrüchte 58, 66,
   73f., 80, 85, 113, 118,
   150

I

Idealgewicht 12, 43, 45
Idealpartner,
   sportlicher 11f.
Immunsystem 73, 104
Infrarot-Reflexions-
   messung (IR) 55
Ingwer 120

J

Jahreszeit, Essen nach
der 69f., 98f.
Jo-Jo-Effekt 43, 57, 77,
79, 126
Jod 71, 75, 104
Joule als Maßeinheit 29

K

Kaffee 69, 130
Kalium 103f.
Kalorien als Maß-
einheit 29
Kalorienbedarf,
persönlichen,
ermitteln 32, 124
Kalzium 105f.
Kardamom 121
Kartoffeln 62f., 66f.,
73f., 97, 103
Käse 64f., 67, 73, 79f.,
88, 144f.
Kauen, bewusstes 109
Keimöl 64, 73
Kekse 27
Ketchup 93
Kilokalorien (kcal) 29
Kilokalorienverbrauch
bei diversen
Aktivitäten 34
Kirschen 104
Knäckebrot 67
Kneiftest 53
Knoblauch 74
Kohlenhydrate 29, 58,
62f., 67, 73, 103,
106, 129
Kohlenhydratkalorien
94
Kohlsorten 74
Konzentrations-
schwäche 58
Koriander 121
Körperfettanteil 52f.

Körperfettmessung
53ff.
Körperproportionen,
harmonische 44
Krabben 115
Kräuter 70, 80, 98,
119ff., 152
Kräutertees 69, 130
Kresse 74
Kreuzkümmel 121
Küche, asiatische 67, 98
Kupfer 104

L

Lachs 64, 75, 114, 117
Lamm 116
Lebensmittelgruppen
80
Leichte Küche, Tricks
95
Leistungsumsatz 30f.
Lichtmangel 27
Limetten 140
Lykopin 103

M

Magerquark 89, 97, 105
Magersucht 44
Magnesium 72f., 104ff.
Maiskeimöl 73
Makrele 64, 75, 104
Mandarinen 74
Mandeln 73
Mangelerscheinungen
vorbeugen 124
Meeresfrüchte 71, 115
Meerrettich 74
Melonen 72
Menstruation 41
Messmethoden 45ff.
Milchprodukte 65f.,
80, 103, 130
Mineralstoffe 58, 64,
66, 69, 103ff.

Mineralwasser 67f., 72,
89, 97, 105
Motivations-Check-up
14
Muscheln 114
Musik 36
Muskelmasse 31, 41,
46, 52f., 77
Müsli 66, 92, 96, 103

N

Naschgelüste
überlisten 100f.
Naturjoghurt 105
Normalgewicht 45
Nudeln 62f., 66f., 103
Nüsse 27, 35, 64, 66,
80, 92, 118

O

Obst 58, 63, 65ff., 80,
101ff., 114
Obstsäfte 69, 71f., 80
Öl 64, 80, 98, 103
Olivenöl 64f., 73
Omega-3-Fettsäuren
104
Orangen 74
Orangensaft 105

P

Panade 97
Paprika 114ff.
Pektin 104
Pflanzenöle 66, 80, 98
Pflanzenstoffe, bio-
aktive 66, 101, 103f.
Polyphenole 105
Pommes frites 95, 97
Portionsgrößen im
Überblick 108
Problemzonen Hüften/
Oberschenkel 26, 77
Psyche 11, 35

Pudel, Prof. Dr. Volker
57, 101

Q
Quark 66f.

R
Radikaldiäten 31
Raumtemperatur 34
Reis 66f., 113, 118
Rezepte anwenden
122ff.
Rinderfilet 114
Roggen 105
Rohkost 66ff., 101,
123
Römertopf 111, 116
Rotwein 105

S
Safran 121
Saisonkalender 70, 99
Salate 66, 72, 74, 98,
101, 103
– als Hauptgericht
117ff.
Salz 35
Samen 66, 74, 80, 118
Sardine 75
Saucen 80
Sauerampfer 141
Sauerkraut 86, 104
Sautieren 111, 114f.
Schilddrüsenunter-
funktion 50
Schlankheitskult 13
Schmoren 115f.
Schnellkochtopf 112
Schokolade 27, 35f.,
64, 80, 95
Scholle 113
Schwangerschaft 24,
26, 38, 52
Schwarzer Tee 69

Schweinefilet 114
Selbstbewusstsein 12f.
Selbstwertgefühl 11
Selen 104
Senf 135
Serotonin 58, 72f.
Sesam 105
Sesamöl 73
Snacks 183f.
Sojasauce 143
Sommer 72f.
Sonnenblumenkerne 73
Sonnenblumenöl 73
Sonnenlicht 72
Spargel 70
Spaziergang 36
Speiseplanaufbau 102
Spinat 74
Sport 32, 36, 53, 75ff.,
109, 126
Sprossen 74
Spurenelemente 58,
105f.
Stillzeit 26
Stoffwechselaktivitäten
31
Stoffwechselkrank-
heiten 24, 45
Studentenfutter 64
Südfrüchte 71
Süßigkeiten 27, 64,
80
Syndrom, metabo-
lisches 24

T
Thunfisch 95
Tiefkühlkost 71, 100
Tomaten 103, 114
– getrocknete 117
Traubenkernöl 73
Traumpartner 11f.
Treppensteigen 34
Triggerfood 101

Trockenfrüchte 27, 64,
134
Tryptophan 73

U
Übergewicht 24ff.,
42f., 45, 51, 63, 76

V
Vitalität 8
Vitamin A 64
Vitamin B 74
Vitamin C 71ff., 104
Vitamin D 64, 75
Vitamin E 64, 72f., 80,
105
Vitamin-B-Gruppe 74,
104
Vitamine 58, 64, 66, 69,
99, 103ff., 118, 137
Vitaminpillen 124
Vollkornbrot 66, 132
Vollkornprodukte 58,
73

W
Walken 109
Wärmebildung
(Thermogenese) 27
Wasser 106
Wasserausscheidung,
vermehrte 61
Wassereinlagerung 41
Weintrauben 156
Weizen 105
Weizenkeimöl 73
Wiegeergebnisse 41, 44
Wild 116
Winter 74f.
Winterspeck 26f.
Wirsing 116
Wohlbefinden,
persönliches 12, 14,
42

Wohlfühlgewicht 28f., 42, 44, 46
Wok 67, 95, 98, 111, 114f.
Wurst 65, 67, 79f.

Y
Yoga 36

Z
Zander 113
Zellulite 51
Zielsetzungen ausbalancieren 15
Zink 104f.
Zitronengras 121
Zitrusfrüchte 104

Zucchini 114, 117
Zucker 35, 64, 72
Zuckerkrankheit
→ Diabetes mellitus
Zuckerschoten 142
Zwischenmahlzeiten 67
Zwischenziele setzen 51

Rezepteregister

A
Apfel-Möhren-Rohkost, pikante 163
Artischocke mit leichter Knoblauch-mayonnaise 175f.

B
Birnenkefir 156
Bohnentopf, pikanter 146f.

C
Chili con Carne 169
Chinapfanne mit Hähnchenbrust 142f.
Cornflakes 156

E
Ei im Glas zu Brötchen 164
Erdbeerjoghurt 156

F
Fenchel-Orangen-Salat 151f.
Forelle blau 139
Fruchtbuttermilch 156
Früchtemüsli 134f.

Fruchtsalat 156
Frühlingsquark zu Voll-kornbrötchen 152f.
Frühstück, pikantes 135f.
Frühstück, süßes 131f.

G
Garnelenspieße 166f.
Glühpunsch mit Trockenfrüchten 184
Griechischer Salat 150f.
Gurkensnack 157

H
Hallo-Wach-Müsli 160
Himbeerquark 156
Honigzwieback 156

I
Italian Sandwich 154f.

K
Kartoffelpuffer mit Raukequark 177f.
Kefirdrink, feuriger 184
Kiwiknäcke 156
Krabbensandwich 153f.

Kräuterkartoffeln vom Blech 173f.
Kräuterpopcorn 184

L
Lammhackfrikadellen mit Salat 170

M
Maiskolben mit Zitronenpfeffer 176f.
Mangodickmilch, fruchtige 132f.
Meerrettich-Apfel-Quark 184
Melonenparmesan 184
Milchreis mit Rosinen 133
Minipizza mit Wald-pilzen 171f.
Möhrenrohkost 157

N
Nudelauflauf mit Schafskäse 145f.

P
Paella mit Meeres-früchten 168

Penne mit Zucchini und
  Kresseblüten 172f.
Petersiliensuppe,
  geeiste 182
Pilzbrühe 184
Pittabrot, gefülltes 178f.

R
Radicchio mit Maronen
  179f.
Radieschensalat,
  pikanter 148
Römersalat mit
  Himbeeren 180f.

Rosenkohlgratin
  mit Käsekruste
  144f.

S
Salat mit Melone und
  Putenbrust 149f.
Salzgebäck 184
Sanddorndrink 184
Schnittlauchbrot 156
Schweinefilet,
  pochiertes 141f.
Seelachs in Pergament-
  hülle 140f.

Sellerie mit Dip 157
Spaghetti mit Muschel-
  sauce 138f.
Studentenfuttermüsli
  161

T
Tomatenknäcke 157
Trinkmüsli 162
Tzatzikidrink 184

W
Wirsingroulade mit
  Zanderfilet 165f.

Zutatenregister

A
Ahornsirup 131, 133,
  149, 162
Ajwar (Paprikapaste)
  164, 169, 171, 184
Apfel 133, 149, 157,
  163, 184
Apfelsaft 148
Aprikose 183
Artischocke 175
Austernpilze 142

B
Baguette 179
Baguettebrötchen 176,
  180
Balsamicoessig 138f.,
  148, 150, 154
Banane 134, 160, 183
Basilikum 154, 156,
  171
Birne 156
Blattsalate 148f.

Bohnen, grüne 146
Bohnen, weiße,
  aus dem Glas 150
Bohnenkraut 146
Brühe, gekörnte 146
Butter 164, 166, 176
Buttermilch 156, 165,
  184
Butterschmalz 165, 170

C
Capri-Eis 183
Cashewkerne 163,
  166
Cayennepfeffer 154
Champignons 184
Chicorée 179
Chilischote 138, 169,
  182
Ciabatta 179
Cornflakes 156, 160
Crème fraîche 139, 141,
  144, 163.

D
Dickmilch 132, 180
Dijonsenf, körniger
  148
Dill 153, 184

E
Edamer 144
Ei 131, 135, 164
Eichblattsalat 148f.
Eisbergsalat 149
Erbsen, tiefgefrorene
  168
Erdbeeren 156, 183
Erdnüsse 182
Essig 139
Esskastanien
  → Maronen
Estragon 176

F
Feigen, frische 134,
  162

Feldsalat 139
Fenchelknolle mit Grün 140, 151
Flaschentomaten 154
Fleischbrühe 184
Forelle 139
Fruchtmarmelade 131
Frühlingskräuter 152
Frühlingszwiebeln 142, 150, 152, 170, 178

G

Garnelen, ausgelöste 168
Gemüsebrühe (Instant) 141, 165, 168f., 171, 179, 182
Gewürznelke 141
Glühpunsch 184
Gouda 178
Gummibärchen 183

H

Hackfleisch, gemischtes 169
Haferbrot 153
Haferflocken, kernige 160f.
Hähnchenbrust 142
Harzer Käse 135, 148, 164
Himbeeren 156, 180, 183
Himbeeressig 179
Honig 132, 156, 160, 163
Honigmelone 149, 156, 184
Hüttenkäse 156

I

Ingwer 163
Instantkaffee 160

J

Joghurt, fettarmer 156f., 170

K

Kakaopulver 160
Kapuzinerkresse 172
Kartoffeln 139, 141, 146, 173, 177
Kaugummi 183
Kefir, fettarmer 156, 161f., 184
Kidneybohnen aus der Dose 169
Kiwi 156
Klementine 183
Knäckebrot 156f., 170
Knoblauchsaft 157
Knoblauchzehe 138, 142, 145, 151f., 166, 169, 173, 175, 177f., 182, 184
Kokosraspel 156, 160
Kopfsalat 153
Koriander, frischer 142
Krabbenfleisch 153
Kräuter
– frische 184
– tiefgefrorene 157, 173
Kräuterbutter 140
Kräuterfrischkäse 157
Kräutersalz 153
Kresse 153
Kürbiskernöl 172

L

Lammhackfleisch 170
Lauchzwiebel 171
Laugenbrezel 148
Leinsamen 152
Limette 140
Limettensaft 180
Lollo Rosso 148f.
Lorbeer 139, 141, 168

M

Magermilchjoghurt 151, 175, 184
Magerquark 131, 153, 156f.
Mais aus der Dose 169
Maiskolben 176
Mango 132, 162
Maronen 171, 179
Marshmallows 183
Mayonnaise 175
Meerrettich, geriebener 139, 141, 184
Meersalz 173
Miesmuschelfleisch 138
Miesmuscheln 168
Milch, fettarme 133f., 156, 160, 177
Mineralwasser 154, 184
Minze 170
Möhren 142, 157, 163, 165
Mozzarella 154
Muskatnuss 144, 165

N

Naturreis 133, 142, 166, 168
Negerkuss 183
Nelken, gemahlene 179
Nussmüsli 134

O

Olivenöl 138f., 145, 148, 150, 170, 179
Orange 151, 156, 172, 179
Orangensaft 139, 162

P

Paprika(schote) 145, 150, 152, 166, 168f., 184
Parmesan 173, 184

Penne 172
Peperoni 150
Petersilie 146, 165, 182
Pfefferkörner, weiße 141
Pfefferminze 180
Pfifferlinge 171
Pfirsich 161
Pflaume 179
Pinienkerne 170
Pittafladenbrot
– tiefgekühltes 151
– tischfertiges 178
Pizzafertigteig 171
Popcorn 184
Putenbrustfilet 149

Q
Quark 152, 154, 184

R
Radicchio 149, 179
Radieschen 148
Rauke 149, 170, 177
Riesengarnelen 166
Roggenmischbrot mit
　Sonnenblumenkernen
　154
Römersalat 148, 180
Rosenkohl 144
Rosinen 133
Rosmarinnadeln 177
Rotbarschfilet 168

S
Safran 168
Salatblätter 154, 178
Salatgurke 153, 157,
　180, 182, 184
Salzbrezeln 184
Sanddornsirup 161, 184
Sauerampfer 141
Saure Sahne 178, 182
Schafskäse 145, 150,
　171

Schalotte 139f., 151,
　165, 184
Schinken,
　luftgetrockneter 135
Schlagsahne 165
Schmelzflocken 162
Schnittlauch 135, 149f.,
　156, 164, 184
Schoko-Bon 183
Schweinefilet 141
Sechskornbrot 175
Seelachsfilet 140
Senf, körniger 135, 139,
　172
Sesamöl 142
Sesampaste 180
Sesamsaat 180
Sesamsamen 153
Sojasauce 142
Sonnenblumenöl
　149, 168, 172, 177,
　182
Speck 146
Speisequark 177
Stangensellerie 157
Studentenfutter 161
Suppengrün 141

T
Tabasco 150, 157,
　184
Thymian 138, 170f.
Tomaten
– frische 146, 150,
　156f., 169f., 172f.,
　178, 184
– geschälte, aus der
　Dose 138, 145
– getrocknete 171, 177
Tomatensaft 150
Trockenfrüchte 184

V
Vollkornbrot 156

– mit Sonnenblumen-
　kernen 144
Vollkornbrötchen 148,
　152, 164
– mit Mohn 131
– mit Sonnenblumen-
　kernen 135
Vollkornkekse 132
Vollkornknäcke 157
Vollkornnudeln 145
Vollkornspaghetti
　138
Vollkorntoast 140, 150,
　163
Vollkornzwieback
　156

W
Walnusshälften 151
Walnussöl 149
Weintrauben 156
Weißwein 165
Weißweinessig 149
Weizenvollkornbrot
　165
Wirsing 165

Z
Zander 165
Zimt 133f., 156, 162f.,
　170, 184
Zitrone 141, 166, 176,
　182, 184
Zitronensaft 149, 153,
　156, 163, 175, 177,
　184
Zucchini 140, 145,
　172
Zucker 176, 180
Zuckerschoten,
　tiefgekühlte 142
Zwiebel 138, 145f.,
　148, 168f., 182
– rote 154

Know-how für Leib

Gesünder ernähren – bewusster genießen – besser leben: die erfolgreiche
FIT FOR FUN-Experten zeigen Ihnen wie's geht. Und die groß●

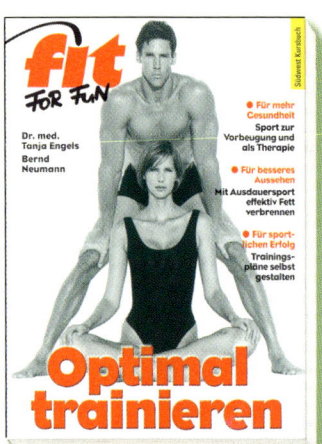

Ob Sie durch Sport Ihre Figur verbessern oder etwas für Ihre Gesundheit tun
wollen: Ermitteln Sie Ihre individuelle
Leistungsfähigkeit; welche Sportarten
für Sie ideal sind und wie Sie Ihren
optimalen Trainingsplan erstellen.

Bestell-Nr.: 227 016 F
Format: 16 x 21 cm, DM 29,90

Dieses FIT FOR FUN-Buch entschlüsselt
Erfolgsgeheimnisse und zeigt Ihnen die
Spielregeln für den persönlichen Erfolg
mit den Erfolgsfaktoren Fitness, Entspannung, mentale Stärke und Motivation. Mit vielen nützlichen Selbsttests.

Bestell-Nr.: 227 014 F
Format: 16 x 21 cm, DM 29,90

Wo Sie die besten Abenteuer der
Welt finden. Expertentipps für Out-
door und Extremsport; die richtige
Ausrüstung, alle wichtigen Kontakt-
adressen – dieses Buch ist der
ultimative Ratgeber!

Bestell-Nr.: 227 009 F
Format: 16 x 21 cm, DM 29,90

Schritt für Schritt gesund und fit.
Das umfassende Laufprogramm.
Tricks & Tipps für Einsteiger und
Profis. Dieser Bestseller wird inzwi-
schen von Insidern als »die neue
Bibel des Laufens« geschätzt.

Bestell-Nr.: 227 007 F
Format: 16 x 21 cm, DM 29,90

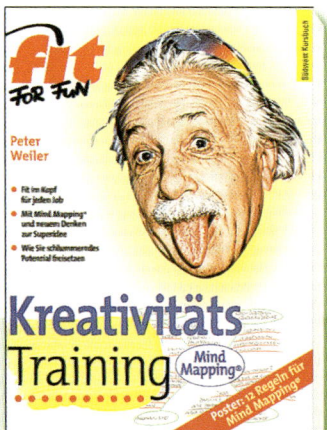

Mind Mapping: Hier finden Sie alles
über die geniale Methode, Kreativität
und geistige Effizienz zu steigern.
FIT FOR FUN zeigt Tipps, Übungen
und Regeln, wie Ihre Ideen Karriere
machen.

Bestell-Nr.: 227 005 F
Format: 16 x 21 cm, DM 29,90

Körperlich und seelisch fit werden:
Wohlfühlen ist eine Einstellungs-
sache. Dieses FIT FOR FUN-Buch
gibt Tipps zum Stressabbau,
einem guten Lebensgefühl und
einer positiven Einstellung.

Bestell-Nr.: 227 004 F
Format: 16 x 21 cm, DM 29,90

Jetzt bestellen: per Fon: 0781/639 69 97, per Fax: 0781/639 61 0●

Die Versandkosten betragen DM 7,50 (In- und Ausla●

und Seele.

**Ratgeber und Kochbücher von unseren
Nachfrage beweist – es funktioniert!**

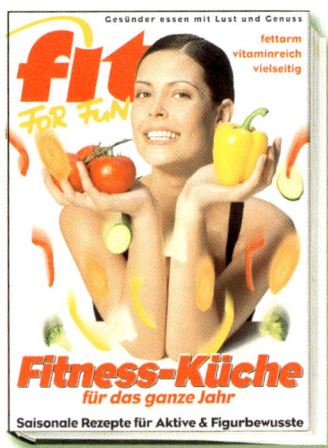

Fitness-Rezepte für eine dauerhafte
Ernährungsumstellung: einfache
und doch besondere FIT FOR FUN-
Rezepte, die vor Vitaminen strotzen
und ideale Alltagsnahrung für Aktive
und Fitness-Bewusste sind.

Bestell-Nr.: 227 015 F
Format: 22 x 29 cm, DM 39,90

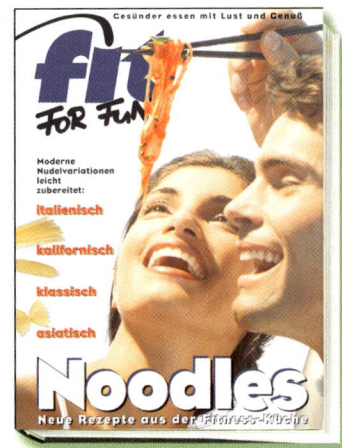

Köstliche Pasta – leicht gemacht! Mit
vielen Rezepten, Ideen, umfangreicher
Warenkunde und Getränketipps zu
allen Gerichten. Und natürlich alles
fett- und kalorienarm, vitaminreich
und frischebetont.

Bestell-Nr.: 227 012 F
Format: 22 x 29 cm, DM 39,90

Die prämierte FIT FOR FUN-Diät ist ein
Konzept mit fettreduzierter Ernährung
statt Kalorienzählen. Mit dem individuell
zusammenstellbaren Rezeptprogramm
kann man genussvoll essen und
dauerhaft Pfunde verlieren.

Bestell-Nr.: 227 006 F
Format: 16 x 21 cm, DM 29,90

Mehr Energie = mehr Leistungsfähigkeit
und Lebensfreude. In diesem Buch finden
Sie hunderte von Fakten & Experten-Tipps:
Wie Sie Ihren inneren Trafo aufladen,
Energieräuber ausschalten – und wirklich
mehr Power und Lebenslust gewinnen.

Bestell-Nr.: 227 017 F
Format: 16 x 21 cm, DM 29,90

Das Buch mit Geschmack: die
besten Rezepte aus dem Hamburger
FIT FOR FUN-Restaurant. Gesunder
Hochgenuss für zu Hause, ganz
einfach nachzukochen. Mit vielen
Zusatztipps.

Bestell-Nr.: 227 003 F
Format: 22 x 29 cm, DM 39,90

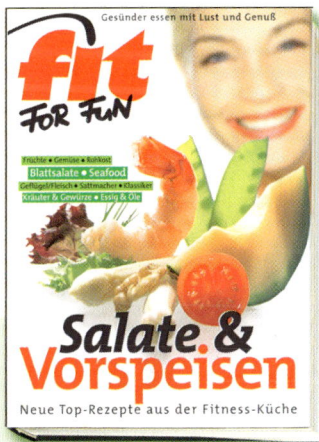

Die Köstlichkeiten aus dem FIT FOR
FUN-Restaurant direkt zu Ihnen auf
den Tisch. Kreative Salate, Fingerfood
oder der schnelle Lunch – und wie
immer bei FIT FOR FUN ohne viel Fett,
Sahne oder Zucker.

Bestell-Nr.: 227 008 F
Format: 22 x 29 cm, DM 39,90

r Mail: milchstr@burda.com oder online: www.fitforfun.de/shop

DM 150,– Warenwert versandkostenfrei.